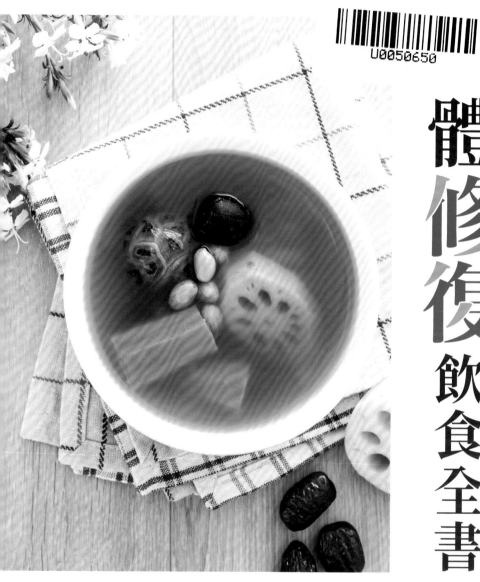

U0050650

手術・電療・化療

體修復飲食全書

繪虹

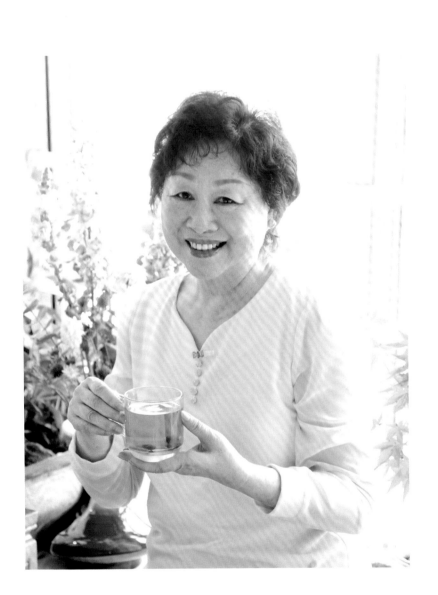

前言

現代醫學發達，很多疾病都能透過手術，甚至「微創」方式進行，減少了風險。但手術無可避免給人體帶來創傷，較大的手術如腹腔手術等更可能會造成病人身體的代謝紊亂、電解質平衡失調、營養不良、貧血、傷口發炎疼痛等，這些手術所帶來的傷害，都會直接影響身體的康復。

病人在手術後，其體質能否儘快恢復，常因個人體質以及所患疾病的輕重而異，也與術後的調養護理是否恰當有關。因此，外科手術之後，調養極為重要，它直接關係到手術後疾病是否會轉移，合理的調養和護理能讓患者早日康復。

手術後進補對康復進度甚有裨益，而許多人的進補觀念常常侷限在某些特殊保健品和名貴中藥材，其實人們所需的營養素，最佳來源其實是「天然食物」。因此本書採用的是全天然食物製成的食療，而不是藥療。湯水、茶飲和小菜等都是性質溫和的，但為了謹慎起見，每個食療都註明了飲食宜忌、療效和食材介紹等，方便讀者更易了解。

本書因應各種不同的手術，共設計了 70 多款食療湯水、茶飲及小菜，讓讀者可以按照病情需要選擇，促進病人對營養的吸收，提升免疫功能，強化體質。同時，透過有益和美味的飲食調理，令患者深深感受到家人的愛護和關心，大大增強手術後康復的信心，加快痊癒。

目錄 Contents

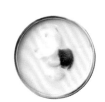
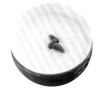

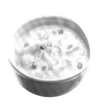
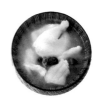

手術前後調理的重要性

手術前

由於做任何手術都會造成身體組織損傷，身體因此需要更多熱量和蛋白質來幫助傷口癒合，以及修補受傷組織。手術前要較平時多吃一些富含蛋白質和提高身體熱量的食物，如牛奶、雞蛋、豆類、魚類、肉類等。三餐飲食以蛋白質及五穀類為主，再視情況補充適量的新鮮蔬菜、瓜類、水果。口渴時可飲用一些米湯、豆漿及乳製品，除了補充水分，也可同時補充蛋白質與熱量。

新鮮蔬果所含熱量少且易產生飽足感，若食慾不好，不宜進食太多。手術前要採取高熱量、高蛋白質飲食，以確保營養足夠，尤其對一些罹患惡性腫瘤需要電療、化療的病人，高蛋白質飲食可避免體重減輕和體內組織耗損。

對食慾不振的病人，可依食慾及體能狀況每 2 至 3 小時進食一次，實行少吃多餐。攝取高蛋白質及熱量固然重要，但家禽類、豬肉、羊肉等必須去皮、去肥，以免吸收過多動物性油脂對健康不利；甜食雖然能提高熱量，但不建議多吃；含反式脂肪的點心應盡量少吃。手術前的調養，把身體的狀況調到最佳狀態，更能提高手術的成效。

雖然手術前要多補充營養，但不建議未經醫生指示下亂服用保健產品，因為不少保健產品中各種成分病人未必完全了解，當中亦可能含有一些抑制血小板凝血功能的物質，或行氣活血的中藥材，造成手術期間難以控制出血的情況。

手術後

　　除了一些局部淺表的小手術，大部分手術前都需要禁食。局部淺表手術失血不會太多，這類體積小及位置淺，只需局部麻醉便可施行手術切除，對身體氣血損害較小，只需手術後對傷口照顧得好就可以。手術後亦只需服用一些能促進傷口癒合的食療。

　　創口較大的手術，由於創傷及麻醉用藥的關係，需要留意的事情就會較多。病人表面傷口未癒合之前，以及脾胃功能未完全恢復，不宜給大補氣血的湯水供病人服用。有些胃腸道手術，胃腸蠕動未恢復前，腸道處於低功能狀態，必須禁食。就算可以服食流質或半流質食物，亦需注意飲食要清淡且富含營養，即使食物煮到很軟爛，也需要等手術後 8 至 10 天，依照醫護人員指示才能酌量給予。

　　有些病人手術後覺得疼痛和疲倦，因而不想飲食，尤其是很多癌症病人手術後會出現食慾不振，或因手術導致的副作用而無法正常進食，往往要 1、2 天後才可飲少量飲料，以防脫水。麻醉手術會影響腸道蠕動，補充水分亦要注意只能小口喝水，必須以漸進方式進行。

　　辛辣食物如大蒜，本來有益，但對心臟病手術者未必好，因大蒜能抑制某些藥物的有效成分，甚至與某些藥物中的成分發生化學反應而產生毒素。對於手術後要服用薄血丸人士，更需遵照醫生指示，少吃維他命 K 的食物，如韭菜、芥蘭、莧菜、菠菜、空心菜、豆苗等深綠色蔬菜，因為維他命 K 與薄血藥有抗衡作用，降低薄血藥之療效。此外，動物肝臟、黑木耳、酪梨、木瓜及一些具活血祛瘀作用的中藥材及維他命丸、酒品等亦盡量少用，以免影響薄血藥的療效。

　　手術後不宜吃油膩、滋補及燥熱的食物，因為身體一開始可能無法適應油膩和滋補的食物，應避免攝取，以免脾胃無法負荷。待病人手術後情況穩定，沒有併發症發生才開始調補，這樣調養才能事半功倍。

手術前後飲食的謬誤及建議

　　手術前後要考慮的，第一是脾胃運化能力，第二是病情，第三是患者的體質。手術後的飲食重清淡不油膩，容易消化，不會妨礙脾胃功能，讓患者有良好消化力而能早日康復。太過肥膩、多油、煎炸、刺激辛熱及生冷寒涼的食物均不宜吃。

　　有些人平日習慣吃濃味的食物，家人為了讓病人增加食慾，會特意烹調些濃口味的食物，但過甜、過鹹、太酸和辛辣食物均易刺激胃腸黏膜，或加重腎臟、肝臟負擔，引致腹瀉及胃腸脹氣症狀，不利病情康復，因此手術前後飲食宜以清淡為主。

　　中醫認為，筍子、蝦蟹、鵝肉、雞肉、豬頭肉（包括豬頸肉）、牛肉、無鱗魚、芒果、菠蘿等均屬發物，易誘發炎症，手術後必須禁食發物。有人對這種說法有異議，因為他們說吃了也沒有任何不適，但事實上所謂的「發物」，是對一些本身飲食不節、肥胖濕多、身體四肢容易腫脹、體內積濕熱、易困倦乏力、皮膚長暗瘡濕疹，中醫認為屬「濕熱內蘊」者，吃了發物，體內的濕熱蘊毒便容易發散出來。即便手術後 2 週已拆線，這段時間身體抵抗力還是很弱，炎症發生的危險依然存在，為了病情快康復，這類「發物」仍少吃為宜。

　　有些人說手術前後吃薑，會因過於行氣而使手術出現出血情況，或令傷口長肉芽。其實有大學研究顯示，病人在手術前 1 小時吃些少薑，術後出現嘔吐的機會，比沒有吃薑的低 3.5 成，原因是薑的止嘔作用可以改善因麻醉藥而出現的手術後噁心和嘔吐後遺症。至於產後煮湯加薑，會使傷口長肉芽，這點其實未經科學驗證，為免病患者心情忐忑不安，建議生薑改用陳皮就可以了。然而像人參、丹參、田七、川芎這類行氣活血的中藥材，並不建議於手術前 2、3 天或手術後 1 週內服食，以免造成手術期間及手術後難以控制的出血情況。

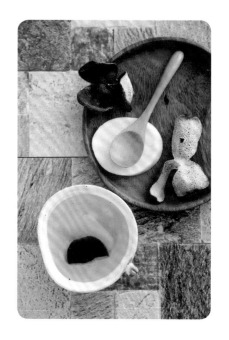

　　很多病患者會在手術前後服食過多營養品和補品，其實這樣會增加肝臟的負擔，而過量的營養品和補品不但不易被肝臟所分解，還會使肝臟處於超負荷運轉，不利於身體的恢復。其實患者只要注意飲食營養均衡，多採用天然食材，以清淡易消化吸收的調補原則，自然有助於身體的康復。

手術後的飲食程序

手術甦醒後 —— 清流質飲食

　　清流飲食的特點是完全無渣，不產氣、不刺激腸胃道蠕動，以供應水分為主，在室溫或體溫時為清澈液體的流質飲食。例如水、米湯、果汁、蜂蜜水、運動飲料等。

　　清流質飲食可提供水分、部分電解質及少許熱量，並可減少糞便及渣滓至最少量，以幫助胃腸道功能的恢復，使病患者盡快正常飲食。

手術後 —— 半流質飲食

　　半流質飲食是將固體食物經由剁碎、絞細等方式處理，加入飲品或湯汁，調製成稍加咀嚼即可吞嚥的飲食，如：稀粥、小米粥、蛋花湯、雜菜湯、米湯、軟爛麵條等。

　　半流質飲食的目的，是使吞嚥或咀嚼固體食物稍有困難者，仍能得到足夠的營養。通常適用對象是一些無牙咀嚼、吞嚥稍有困難、胃炎、消化不良、急性熱病期的病者。

　　半流質飲食宜少量多餐，營養分配均衡，食物的選擇以質地細軟，易消化為原則。過老或有筋的肉類、粗糙的蔬果、堅果、豆類及油炸食物均不宜食用。

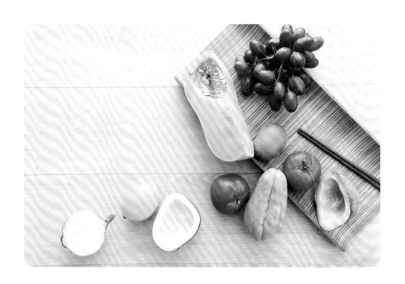

手術後——澱粉質主食

　　手術後病人若無不適，則進展為溫和飲食，以澱粉質為主食，如：米飯、通心麵、麵條、米線等三餐為正餐。

　　澱粉質主食的食材不要經油炸，配料盡量剁細處理。初進食時盡量採用軟質食物，如豆腐、低纖維之嫩葉及瓜果類，肉類宜先去皮去肥。漸進採用低渣、體積小、易消化、溫和性的食材為主。

電療、化療期的飲食調理

　　現今治癌三法是外科手術治療、放射治療（即電療）、化學藥物治療，其目的都是消除癌腫。放射治療是用放射性元素蛻變產生電療輻射在治療上的應用，這種治療方法可抑制和破壞某些癌細胞，使腫塊很快縮小或消失。但由於放射線對癌細胞和正常細胞同時有破壞作用，故在治療癌腫的同時，

正常細胞亦會受到一定損害，如照射過的皮膚出現萎縮、變薄和變白、暗沉和毛細血管擴張；患者會有頭暈眼花、煩躁疲乏、嗜睡或失眠、血中白細胞總數下降及血小板減少等全身反應，或噁心嘔吐、食慾減退等腸胃反應。

化學藥物治療，對癌細胞有一定的抑殺作用，但化學治療藥物常因缺乏對癌細胞特異性的選擇作用，而引起全身性反應，因此化療藥物的毒性作用和不良反應對機體正常細胞或某系統往往會產生不同程度的損害。如對骨髓細胞、胃腸道黏膜上皮細胞、生殖細胞、毛髮等損害較為明顯。

既然電療、化療對癌症患者有這樣多的損害，因此他們的支持十分重要，要根據患者的特殊需求提供良好的營養，有利於治療和康復。電療期間因產生放射反應，患者常有頭暈、煩躁、失眠、口苦、噁心或嘔吐等，若兼有小便黃、便祕、口乾渴飲等情況，乃熱傷肺胃，以至於陰虛內熱，飲食調理宜用清肺養胃、滋潤生津等法，可選用甘寒清淡的食物，如雪梨、竹蔗、荸薺、冬瓜、薏仁、綠豆、海藻、銀耳、百合等做調理。

化療期間往往食慾不振較為明顯，患者常因此而顯得異常虛弱。飲食方面宜選用高蛋白、高熱量、富含維生素又易消化吸收的食物，如魚肉、瘦肉、雞胸肉、魚丸、肉丸子、海參、花膠、米糊、豆腐，豆漿、雞蛋、銀耳、猴頭菇、木耳、枸杞、黑芝麻等；新鮮的蔬菜、瓜果，如蘆筍、番茄、馬鈴薯、胡蘿蔔、菠菜、蓮藕、山藥、佛手瓜、櫛瓜、苦瓜、青瓜、南瓜、絲瓜、葡萄、藍莓、蘋果、奇異果、香蕉、檸檬、橘橙、百香果等需適量食用，同時宜少量多餐，以增進食慾，減少不良反應。

Chapter 1

手術前後
營養素菜湯

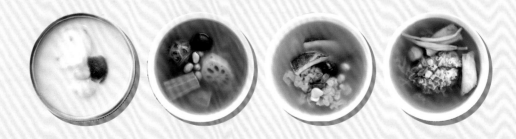

南瓜營養湯

（補中益氣） （消炎解毒）

材料（2~3 人量）

南瓜	150 克
洋葱	1 個
馬鈴薯	1 個
菠菜	100 克
紅腰豆	60 克

調味料

海鹽	1/4 茶匙

做法

1. 南瓜、馬鈴薯去皮，洗淨切塊；洋葱去衣，切絲；紅腰豆浸洗；菠菜去根，洗淨切段。

2. 燒熱 1 公升水，放入南瓜、洋葱、馬鈴薯及紅腰豆，煮 1 小時，加入菠菜及調味料，再煮 5 分鐘即可連湯料同食。

飲食宜忌

本品營養豐富，老少皆宜。對手術前或手術後煩躁口渴、高血壓、眼底出血、脾胃虛弱、腸胃失調者有益。一般人士皆可飲用，但洋葱、菠菜具有抗凝血物質，故手術前 2~3 天及手術後 1 週不要吃太多洋葱和菠菜。

認識食材

紅腰豆

是豆類中營養較豐富的一種，有補血、增強免疫力，幫助細胞修補及防衰老等功效，並能降低膽固醇及血糖。一定要煮到夠熟才可食，否則易導致過敏反應。痛風者不宜。

南瓜

南瓜能補中益氣、消炎止痛。含豐富的果膠，有助排走身體有害物質；鮮榨南瓜汁亦能加快腎結石和膀胱結石的溶解。

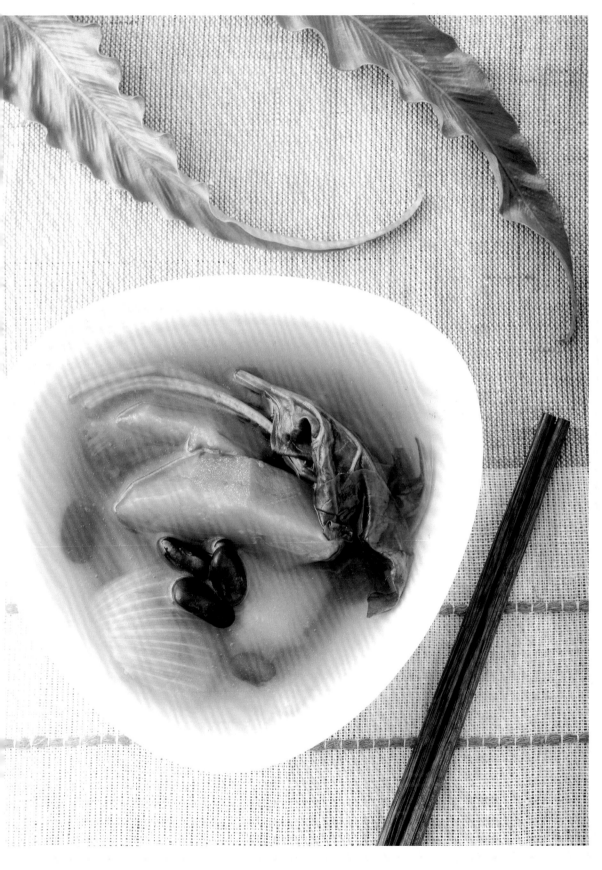

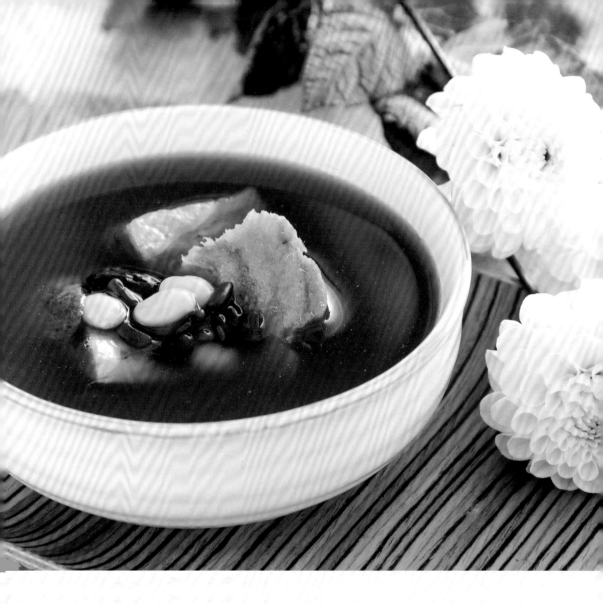

粉葛赤扁豆紅棗湯

止渴
除煩

疏通
血管

材料（2~3 人量）

粉葛	250 克
赤小豆	30 克
扁豆	30 克
冬菇	4 朵
陳皮	1 塊
紅棗	6 粒

調味料

海鹽	1/4 茶匙

做法

1. 粉葛撕去外皮，洗淨切塊；冬菇浸軟，去蒂；赤小豆、扁豆、陳皮浸洗；紅棗去核。

2. 全部材料放入煲內，用 1.2 公升水煮 30 分鐘，調味即可食用。

飲食宜忌

本品香濃可口，老少皆宜。適合手術前或手術後肩頸肌肉緊張，心情煩躁、鬱悶氣促、精神不振者服用。一般人士皆可服。

認識食材

粉葛

有止渴除煩，提高肝細胞再生等能力。粉葛塊頭大，表面凹凸，削皮不易，最好用小刀壓住表皮頂部，一塊塊撕下來；而縱向破開較橫切省力很多，破開後才細切成塊。

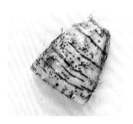

赤小豆

能健脾利濕，散瘀，解毒。可用於水腫、腳氣、產後缺乳、腹瀉、小便不利、痔瘡等。一般人士可食，但因含普林少，且能抑制尿酸，故痛風者都可以食用。夜尿多者宜少吃。

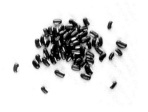

牛蒡排毒湯

清熱排毒 養血潤腸

材料（2~3 人量）

鮮牛蒡	150 克
小香菇	6 朵
胡蘿蔔	60 克
蒟蒻絲	100 克
菠菜	150 克
素高湯	2 碗

調味料

海鹽	1/4 茶匙

做法

1. 牛蒡連皮洗擦乾淨，切片；香菇浸軟去蒂；胡蘿蔔去皮切塊；菠菜去根，洗淨切段；

2. 煮滾素高湯及 500 毫升水，加入牛蒡、香菇、胡蘿蔔煮 40 分鐘，最後加入蒟蒻絲、菠菜，再煮 10 分鐘，調味即可連湯料同食。

Tips：
可以善用剩餘的蔬菜製作素高湯，例如冬菇腳、菠菜根、用剩的胡蘿蔔、青瓜等，只要加些提鮮的黃豆、海藻同煮，熬上 2 小時，就是鮮甜美味的素高湯。

飲食宜忌

這湯有助消脂減肥、排毒養顏。適合肥胖、高血壓、糖尿病及中風者手術前後飲用。但脾胃虛寒及便溏者忌服。手術前或手術後需服用薄血藥者不宜用菠菜，可用高麗菜代替。

認識食材

蒟蒻

由魔芋加工製成。含有豐富的纖維素，熱量極低，有「胃腸清道夫」之稱。因為蒟蒻吸水力很強，容易產生飽脹感，也經常被視為減肥品，適合便祕、高血脂、糖尿病和防治胃癌、腸癌者食用。但脾胃虛寒者忌食。

牛蒡

清熱解毒，疏風利咽。常用於風熱感冒、咳嗽、咽喉腫痛、瘡癤腫痛、濕疹等症。更有防癌、抗癌等作用；對高血脂、糖尿病、便祕、血管硬化等有一定療效。但脾胃虛寒者宜少吃。

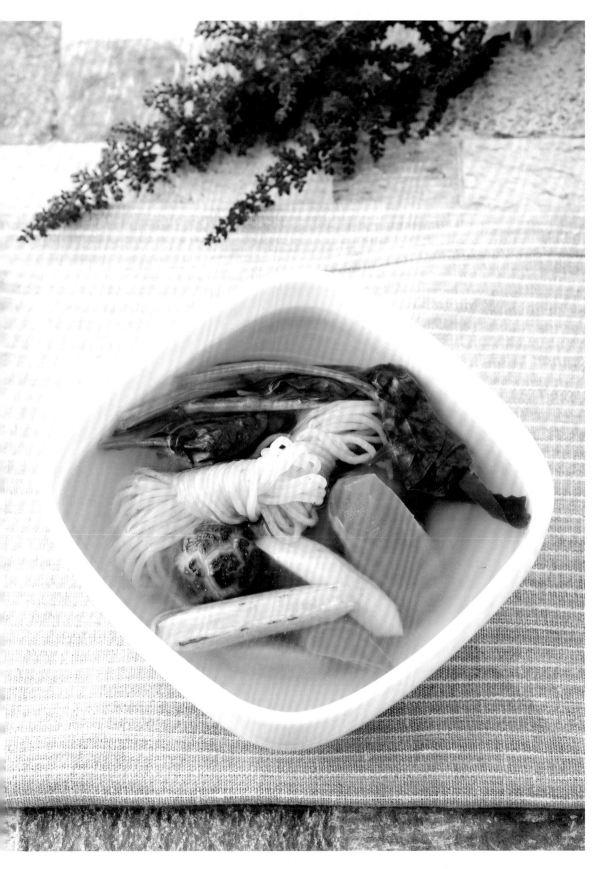

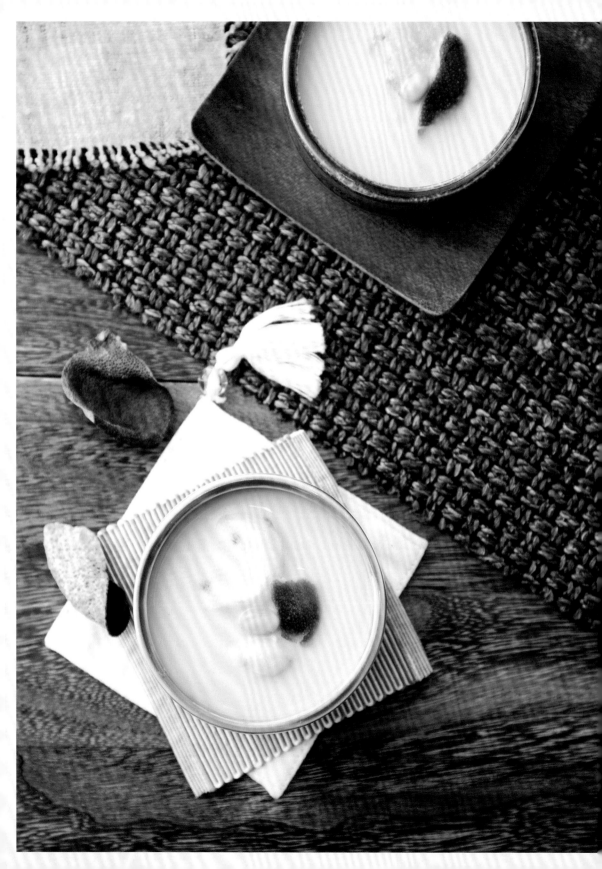

白果腐竹荸薺黃豆湯

〔健脾開胃〕〔滋陰補腎〕

材料（2~3 人量）

白果	15 粒
腐竹	1 張
荸薺	6 粒
黃豆	60 克
陳皮	3 克

調味料

海鹽	1/4 茶匙

做法

1. 白果去殼、去衣及去芯；腐竹沖洗；荸薺去皮洗淨；黃豆、陳皮浸洗。

2. 將全部材料用 1 公升水煮滾，改用小火煮 45 分鐘，調味即可。

Tips：
白果較易霉變，儲存白果最好的辦法是去殼後放在冰箱的冰格保鮮。

飲食宜忌

本品不寒不燥，營養豐富，容易消化及吸收。對手術前及手術後肺腎虛弱，喘咳多痰者有益。一般人士可食用。

認識食材

黃豆

黃豆含卵磷脂，可增強神經機能和活力。同時黃豆能提高精力、降低血脂、預防癌症、提升免疫功能作用。但痛風者及甲狀腺機能低下者不宜。

白果

白果能斂肺定喘，止帶濁，縮小便。用於痰多喘咳、帶下白濁、遺尿及尿頻。但邪實痰多者不宜食，白果有小毒，不宜多吃；5 歲以下的兒童忌食白果。成人每次食用以 15 粒為限。

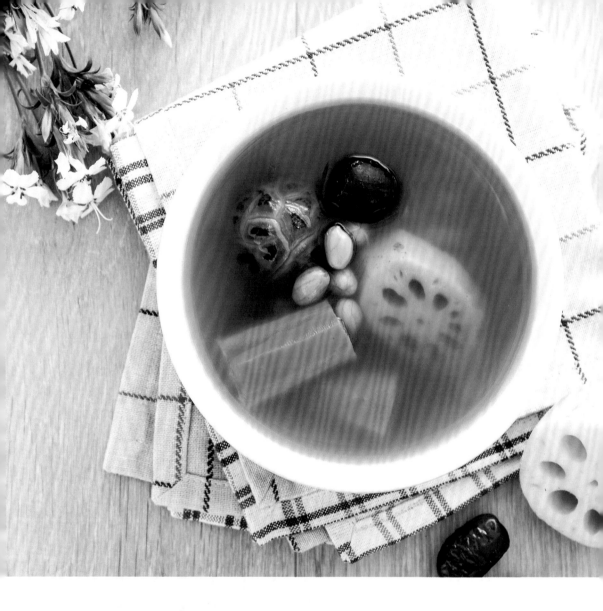

蓮藕胡蘿蔔花生湯

補血
強身

消除
疲勞

材料（2~3 人量）

蓮藕	250 克
胡蘿蔔	1 條
花生	50 克
冬菇	4 朵
生薑	3 片
紅棗	6 粒

調味料

海鹽	1/4 茶匙

做法

1. 蓮藕、胡蘿蔔去皮，洗淨切塊；花生、冬菇浸洗，冬菇去蒂，紅棗去核。
2. 燒熱 1 公升水，加入全部材料煮 1 小時，調味即可連湯料同食。

飲食宜忌

本品清甜美味，適合手術前或手術後氣血虛弱、面色蒼白、食慾不振、神疲乏力者服用。但消化不良者不宜多吃湯料。

認識食材

蓮藕

蓮藕有七孔和九孔，藕孔越多越脆嫩香甜，七孔藕澱粉含量較高，水分少，糯而不脆，較適宜煮湯。蓮藕忌鐵器，最好用瓦煲、瓷煲來煮湯。

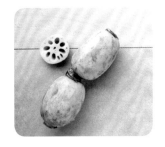

海藻豆腐金菇湯

清熱散結　利水降壓

材料（2~3 人量）

海藻	3 克
豆腐	2 塊
金針菇	1 包
薑絲	1 湯匙
葱花	1 湯匙

調味料

海鹽	1/4 茶匙

做法

1. 海藻、豆腐沖洗，豆腐切小塊；金針菇切掉根部，沖洗。

2. 燒熱 600 毫升水，放入海藻、豆腐、金針菇、薑絲煮至大滾後，加調味及撒上葱花，再次煮滾即可開火，盛碗。

飲食宜忌

本品鮮味香滑，老少皆宜。適合甲狀腺腫、頸淋巴結核、高血壓、高血脂、冠心病者手術前或手術後服用，癌症者電療、化療期間服用亦佳。但脾胃虛寒、氣血兩虧者不宜多吃。

認識食材

海藻

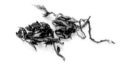

海藻含有二十餘種人體必需的胺基酸，除可幫助降血壓及降膽固醇外，尚有助排除體內放射性物質，因此很適合電療、化療病者食用。

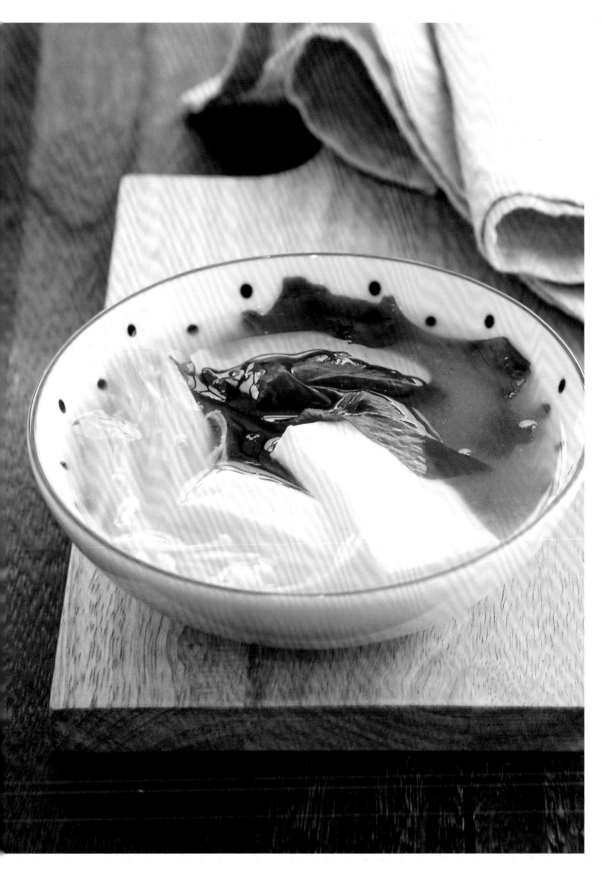

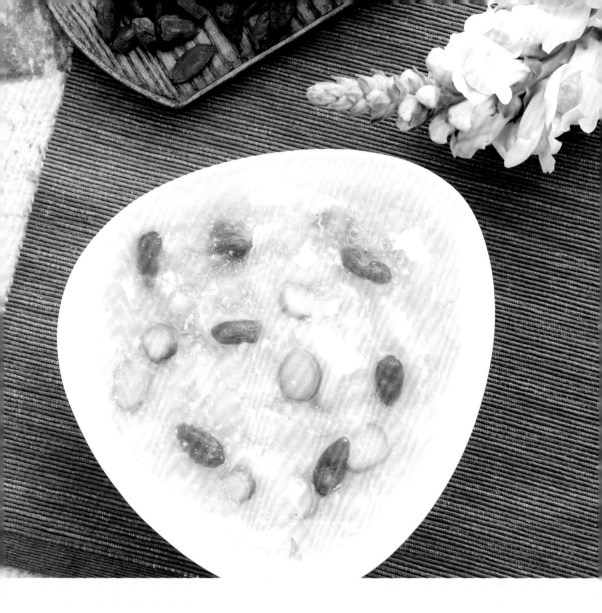

蘆筍銀耳芙蓉羹

利尿 降壓

消除 疲勞

材料（2~3 人量）

蘆筍	200 克
銀耳	6 克
枸杞	3 克
蛋白	2 個
素高湯	3 碗
太白粉水	1 湯匙

調味料

海鹽	1/4 茶匙

做法

1. 蘆筍洗淨，將硬皮削去，切粒；銀耳浸軟，去蒂後切碎；枸杞浸洗；蛋白打散。

2. 燒熱素高湯，放入銀耳煮 20 分鐘，加入蘆筍、枸杞煮 5 分鐘，調入太白水，邊倒邊攪拌，最後加入打勻的蛋白及海鹽，待蛋白浮起即可熄火食用。

飲食宜忌

本品味美，老少皆宜。適合高血壓、冠心病、胃腸病、貧血、關節炎、浮腫、神經炎、肥胖、癌症者手術前或手術後服用。但痛風者不宜。

認識食材

蘆筍

蘆筍能治療貧血、疲勞、關節腫痛、神經炎等，還有祛濕消腫功效。蘆筍含微量元素硒，能增強病人對癌症的抵抗力，但若用於治療腫瘤，要連續不斷食用至腫瘤消除，或被控制為止，否則療效不顯。但痛風者不宜食。

蘆筍含有的維生素 A，大多聚在筍尖上，選購時要留意不是越粗壯越好，反而粗幼度適中、質地硬實、葉片緊密及顏色青翠的食療功效更佳。

銀耳

銀耳能補肺益氣、養陰潤燥。對肺虛咳嗽、痰中帶血、崩漏、便祕、高血壓、血管硬化等症有幫助。對陰虛火旺虛不受補者及癌症電療、化療者均有裨益。但外感風寒及出血症者請謹慎服用。

竹笙金針銀耳湯

養血
止血

解鬱
安神

材料（2~3 人量）

竹笙	6 條
金針	6 克
銀耳	5 克
枸杞	3 克
玉米粒	2 湯匙
去殼栗子	10 粒

調味料

海鹽	1/4 茶匙

做法

1. 竹笙、金針、銀耳浸軟，分別去蒂，金針打結；枸杞浸洗；玉米粒沖洗解凍；栗子放入開水中煮一下，去衣。

2. 燒熱 800 毫升水，加入全部材料煮 30 分鐘，調味後即可連湯料同食。

飲食宜忌

本品清甜而不肥膩，對手術前及手術後虛熱又有燥火、虛煩失眠、口苦咽乾、視覺矇矓、精神抑鬱、肥胖、高血壓者很有幫助。但銀耳含有一些抗凝血物質，故手術前 2~3 天和手術後 1 週都不宜吃銀耳，可用香菇代替。

認識食材

竹笙

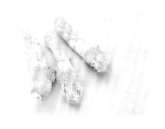

竹笙以色澤淺黃、長短均勻、質地細軟、氣味清香者為佳品。竹笙具有止痛補氣，降血壓、降膽固醇等功效，由於竹笙甚為「刮油」，故具有減少腹壁脂肪積聚的作用。

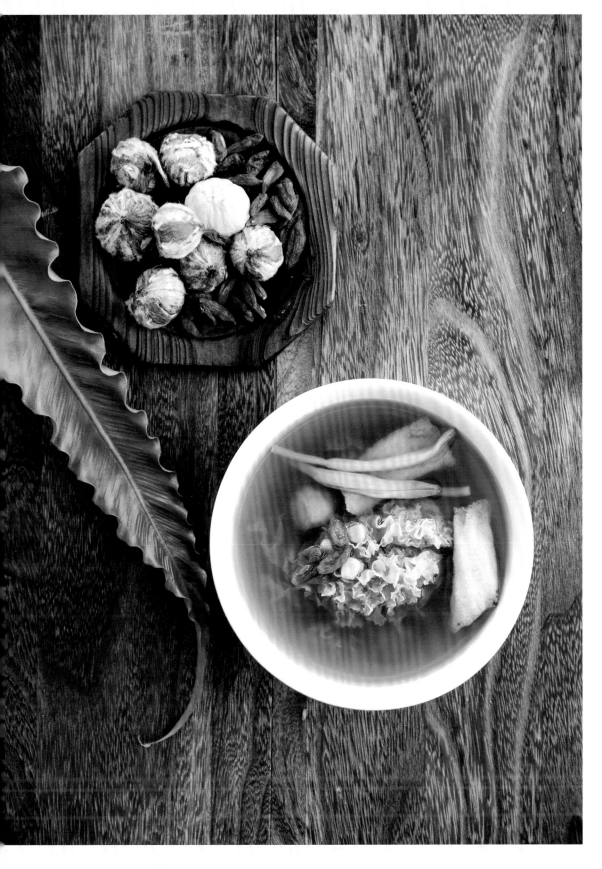

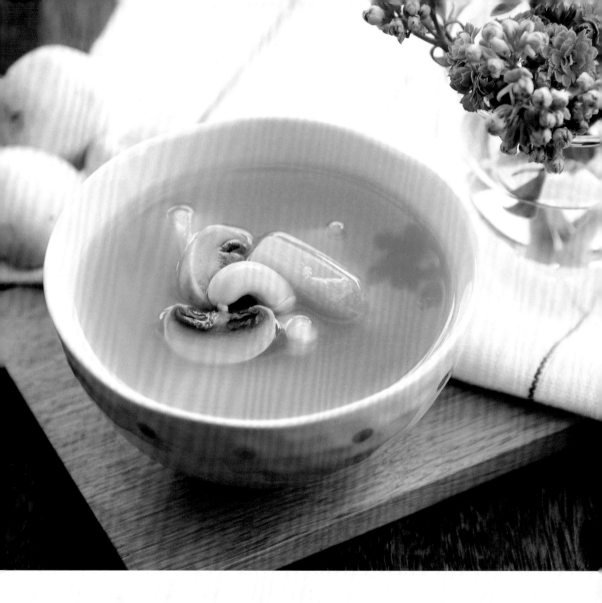

佛手瓜腰果蘑菇湯

舒肝
理氣

健腦
益智

材料（2~3 人量）

佛手瓜	2 個
腰果	50 克
蘑菇	60 克
生薑	2 片

做法

1. 佛手瓜去皮切塊；腰果沖洗；蘑菇去蒂沖洗。
2. 燒熱 800 毫升水，放入全部材料，煮約 30 分鐘，調味即可連湯料同食。

調味料

海鹽	1/4 茶匙

飲食宜忌

本品營養豐富又美味，老少皆宜。對手術前或手術後肝氣鬱結、肝胃氣痛、高血壓、高膽固醇及腦力衰退者有益。一般人士皆可服。

認識食材

佛手瓜

在瓜類中營養較全面，能增強人體免疫力、利尿，以及擴張血管、降血壓。它含鋅量高，對兒童智力發展有幫助。此外，因營養不良而引發的不育亦有幫助。佛手瓜以細嫩、飽滿、果皮表面縱溝較淺、皮色青翠者為佳。一般人士皆可食用。

腰果

富含維生素 A、B 及蛋白質等營養素，能排毒養顏、潤腸通便、延緩衰老。但過敏體質的人吃了腰果會引起強烈過敏反應，甚至休克，因此從未吃過腰果者先吃 2 粒，待 10 分鐘後若有流口水、嘴內刺癢情況就不要再吃。

椰子黃耳杏仁湯

滋補
強身　　養顏
潤肺

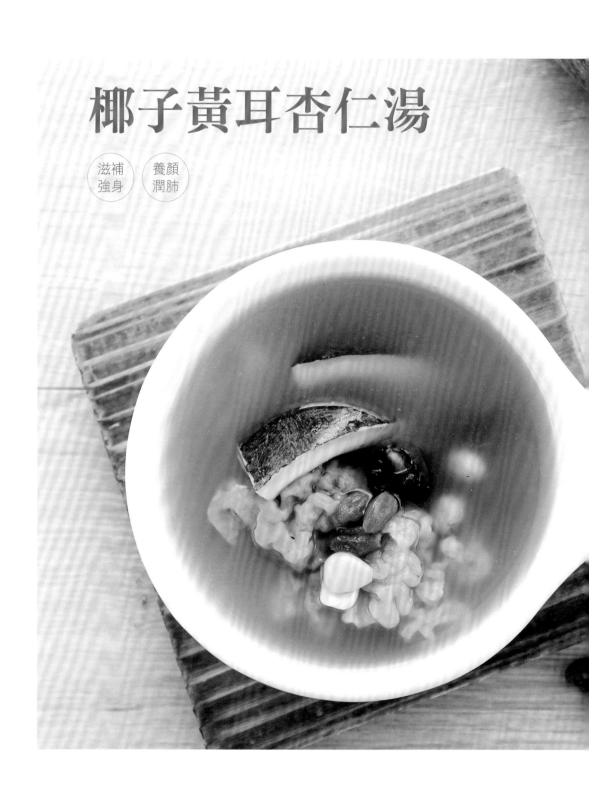

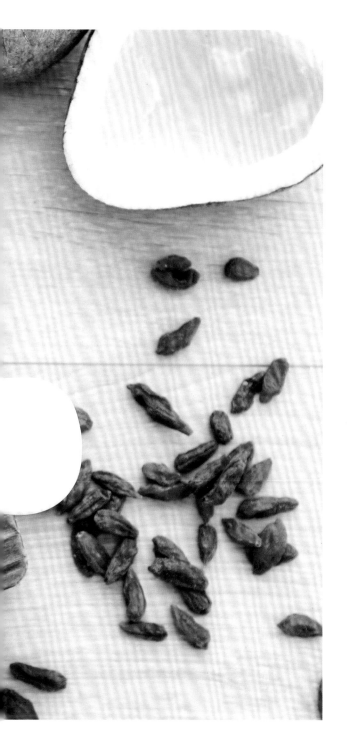

材料（2~3 人量）

印度椰子	1 個
黃耳	10 克
甜杏仁	20 克
花生	30 克
枸杞	3 克
紅棗	6 粒

調味料

海鹽	1/4 茶匙

做法

1. 印度椰子切塊，沖洗淨；黃耳用清水浸軟，去蒂，剪碎；杏仁沖洗；花生、枸杞分別浸洗；紅棗去核。

2. 燒熱 1 公升水，放入全部材料，煮約 1 小時，調味即可。

飲食宜忌

本品滋補而不膩滯，老少皆宜。適合肺弱咳喘、胃及十二指腸潰瘍、津液不足、面色萎黃、皮膚乾皺者手術前或手術後服用。但感冒發熱者不宜。

認識食材

印度椰子

印度椰子屬高蛋白質、低熱量生果，含豐富的維生素B，對乾咳、改善尿道炎、心臟功能及中和胃酸等均有幫助。但印度椰子較易霉變，購買時請店家破開。

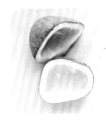

黃耳

黃耳有清心補腦、延緩衰老、化痰止咳等功效，並能提高機體代謝機能，抑制腫瘤細胞生長，並有預防脂肪肝作用。但痰濕體質者不宜。

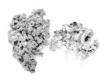

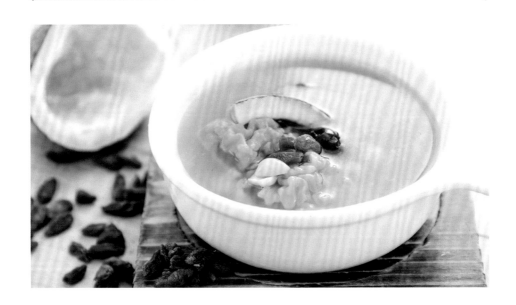

Chapter 2

Chapter

—————————— 手術前後
調養體質濃湯

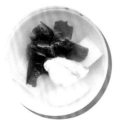 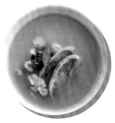 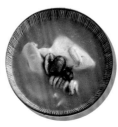 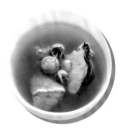

青木瓜花生響螺肉湯 （平肝和胃）（滋陰潤肺）

材料（2~3 人量）

青木瓜	1 小個
花生	50 克
急凍響螺	100 克
無花果	3 粒
瘦肉	150 克

調味料

海鹽	1/4 茶匙

做法

1. 青木瓜去皮，去核切塊；花生浸洗；急凍響螺解凍，汆燙；瘦肉切片，汆燙。

2. 將全部材料用 1 公升水煮 1 小時，調味即可連湯料同食。

飲食宜忌

本湯鮮甜美味，老少皆宜。適合胃炎、胃潰瘍、十二指腸潰瘍、虛熱煩悶者手術前或手術後服用。一般人士皆宜服用，但孕婦不宜吃木瓜，因會令子宮收縮。可用響螺乾代替急凍響螺。

認識食材

青木瓜

未成熟的青木瓜含一種乳汁，能保護胃腸黏膜，故對患有消化系統疾病的人很有助益。木瓜和肉類一起烹煮，不僅能增加鮮味，還能使肉類很快熟爛。

響螺乾

響螺煲湯宜保留其掩蓋同用，因含鈣、鈉、鉀、鐵等豐富礦物質及多種維生素，有較高的營養價值。而未成熟的青木瓜含一種乳汁，能保護胃腸黏膜，故對消化系統疾病很有益。木瓜和肉類一起烹煮，不僅能增加鮮味，而且使肉類很快熟爛。

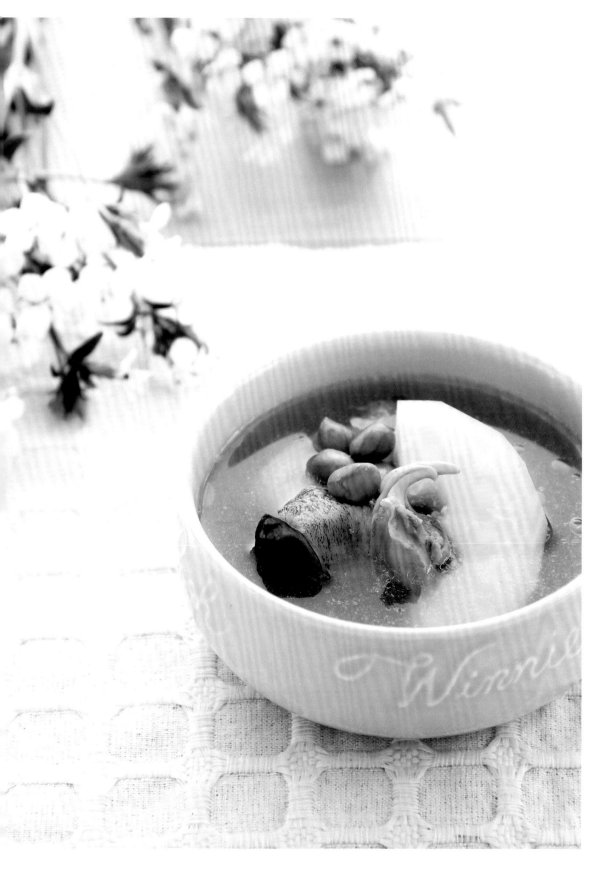

山藥鮮石斛燉海參

材料（2~3 人量）

山藥	150 克
鮮石斛	50 克
銀耳	5 克
雞胸肉	1 塊
浸發海參	2 條
南棗	4 粒
生薑	2 片

調味料

海鹽	1/4 茶匙

做法

1. 山藥去皮，洗淨切塊；鮮石斛洗淨切段；銀耳浸軟去蒂；雞胸肉、海鮮切塊，汆燙。
2. 將全部材料放入燉盅內，注入開水 500 毫升，隔水燉 3 小時，調味即可。

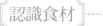

飲食宜忌

本品滋補美味，老少皆宜。適合手術前或手術後或癌症者電療、化療後出現津液不足、氣虛血弱、神疲乏力、視力減退、便祕者服用。但外感發熱，痰濕壅滯或便溏者忌服。

認識食材

鮮石斛

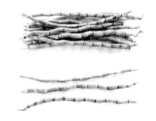

有青皮、紫皮兩種，以紫色皮的鮮石斛療效較佳。鮮品洗淨入口細嚼，味甘而微黏，清新爽口，常食有助提高免疫能力、降血糖、抗腫瘤。鮮石斛在一些中藥海味店有販售，若買不到，可用乾品 6 克代替。

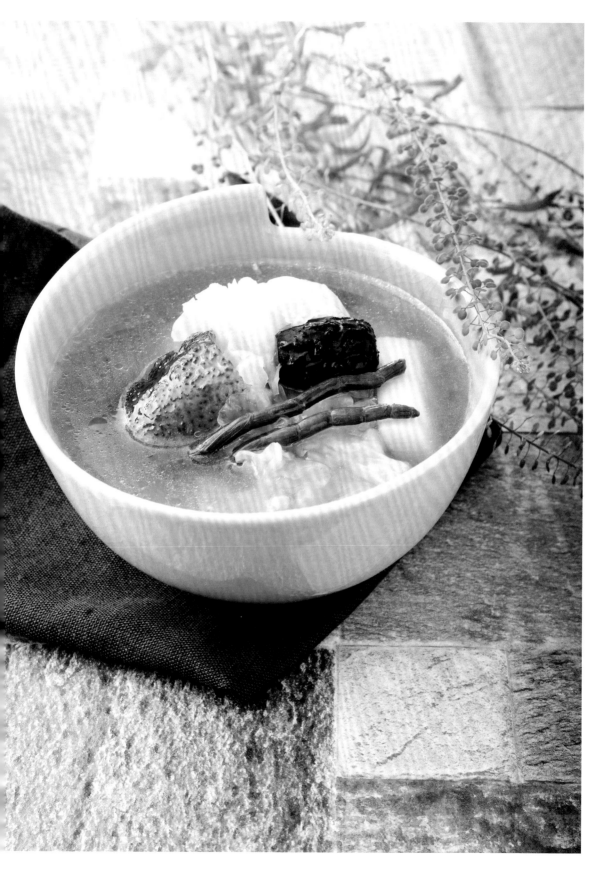

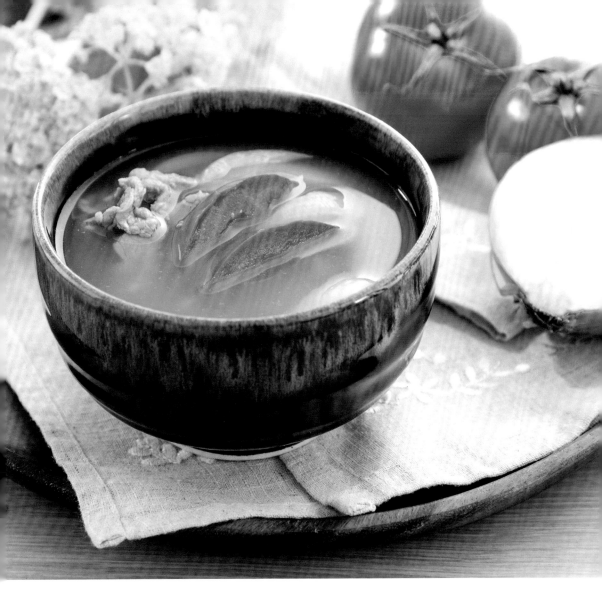

洋蔥番茄牛肉湯

健脾
益胃

強壯
體質

材料（2~3 人量）

洋蔥	1 個
番茄	3 個
牛肉	300 克
生薑	2 片

調味料

海鹽	1/4 茶匙

做法

1. 番茄去皮，洗淨切塊；洋蔥去衣，切片；牛肉切片，汆燙。
2. 全部材料用 800 毫升水煮 30 分鐘，調味即可。

飲食宜忌

本品能增強體力及免疫力，老少皆宜。適合高血壓、糖尿病、冠心病、肥胖症、癌症者手術前或手術後服用。但牛肉屬發物，患有濕疹、皮膚病患者宜少吃牛肉；洋蔥亦含有抗凝血物質，故手術前 2~3 天及手術後 1 週不要吃洋蔥。

認識食材

洋蔥

祛風發汗、解毒消腫之效。適合感冒風寒、頭痛鼻塞、中風、面目浮腫、痢疾等、瘡腫等。洋蔥能溶解血栓，並能降低膽固醇、防動脈粥樣硬化。但肺胃有熱、陰虛、有出血症者宜少吃。但切洋蔥時強烈刺激的氣體會令人流淚，可將洋蔥浸在水中切，使氣味溶入水中不散發出來。

牛肉

補脾胃、益氣血、強筋骨之效。對體虛乏力、筋骨痠軟、氣虛自汗者有益。牛肉的蛋白質含量是豬肉的 2 倍，含鐵量也豐富，對手術後失血過多者及修復組織和創傷很適合。牛肉屬發物，有皮膚濕疹、瘡毒者忌食。外感未清亦不宜食用。

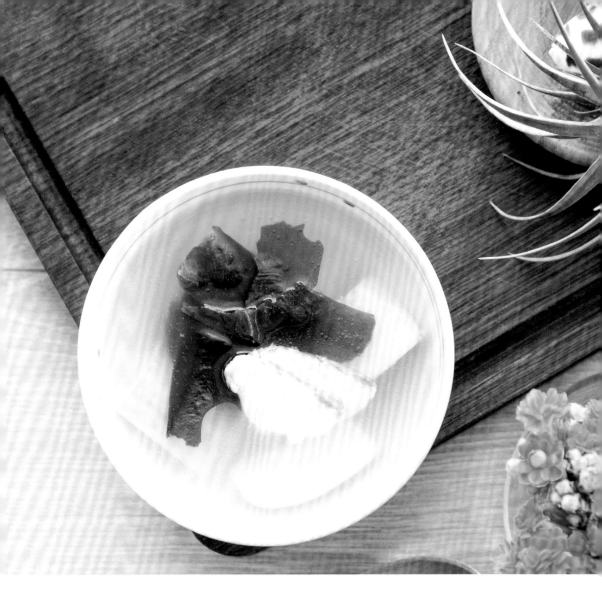

櫛瓜海藻魚片湯

補益
氣血

清熱
散結

材料（2~3 人量）

櫛瓜	1 條
螺旋海藻	5 克
魷魚脊肉	1 條
薑絲	1/2 湯匙

做法

1. 櫛瓜刮皮，切塊；海藻沖洗；魷魚肉洗淨，切薄片。

2. 燒熱 800 毫升水，將櫛瓜、薑絲煮 15 分鐘，加入海藻、魷魚肉再煮 10 分鐘，調味即可食用。

調味料

海鹽	1/4 茶匙

飲食宜忌

本品鮮甜味美，老少皆宜。適合氣血不足、營養不良、高血壓、高血脂、糖尿病、缺鐵性貧血及患有腫瘤者手術前或手術後服用。一般人士皆可飲用。

認識食材

海藻

海藻是生長在海中的藻類，種類繁多，有大葉海藻、小葉海藻等。螺旋藻其實不屬於海藻，而是屬於湖藻，著名螺旋藻產地有非洲的查德湖、中國雲南麗江的程海湖等。而在海裏生長的螺旋藻都是人工養殖的，故稱為螺旋海藻。

各類海藻中豐富的葉綠素可以協助人體清除腸毒素，保護肝臟細胞免被毒素干擾，加速身體排毒，減輕代謝廢物對腎臟的負擔。螺旋海藻更能減輕癌症放療、化療的毒副反應，並能提高免疫力、降低血脂。對高血脂、缺鐵性貧血、糖尿病、營養不良、病後體虛等很有幫助，是病後、手術前及手術後的食用佳品。一般人士皆可服，脾胃虛寒者宜少吃。

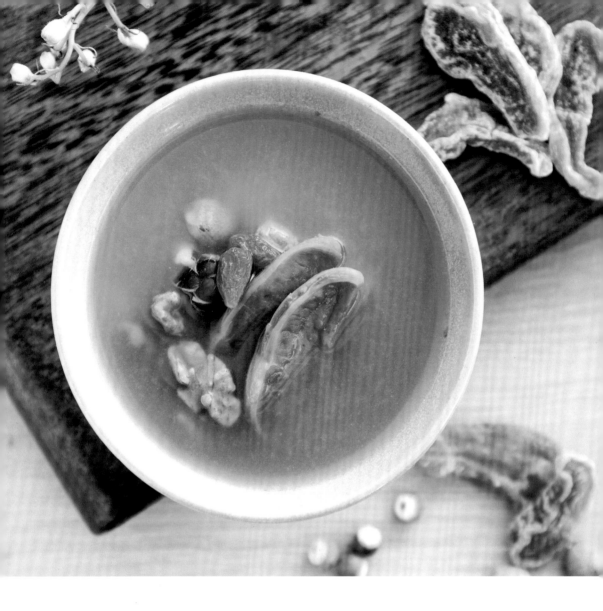

核桃蓮子珍珠肉湯

健脾
補腎

補肝
明目

材料（2~3 人量）

核桃肉	30 克
蓮子	20 克
芡實	20 克
枸杞	5 克
珍珠肉	3 個
瘦肉	250 克

做法

1. 瘦肉切片，汆燙；珍珠肉汆燙；其餘材料浸洗。

2. 將全部材料用 1 公升水煮 30 分鐘，加入海鹽，盛裝。

調味料

海鹽	1/4 茶匙

飲食宜忌

本品香濃味美，老少皆宜。適合肝腎虧虛、視力減退、精神不振、夜尿多者手術前或手術後服用。但外感發熱者不宜。

認識食材

珍珠肉

由珍珠蚌的肉曬乾而成，屬名貴海味，有安神定驚，明目消翳，解毒生肌的功效。對驚悸失眠、驚風癲癇、視力衰退、夜尿多、瘡瘍不斂者有療效。但痛風者不宜。

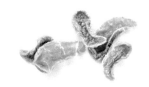

珍珠肉以澳洲出產的特別肥美及鮮甜，其色澤微紅有光澤，品質最佳。

豬肉

滋陰潤燥、滋養健身。對熱病傷津、消渴瘦弱、燥咳、便祕者皆有益，但豬肉多吃助濕生痰、蘊濕。外感風寒者忌食。

豆腐泥鰍魚湯 健脾益氣 除濕退黃

材料（2~3人量）

豆腐	2 塊
泥鰍	250 克
生薑	2 片
葱（切段）	2 根

調味料

海鹽	1/4 茶匙

做法

1. 豆腐切塊；泥鰍放入魚湯袋中，再放入開水中燙 2~3 分鐘，將魚倒出，清洗去潺、去腸臟，用少許油煎香。

2. 將豆腐、生薑、泥鰍用 800 毫升水煮 30 分鐘，放入葱段，調味即可。

◆ 飲食宜忌 ◆

本品鮮甜，老少皆宜。對肝炎、肝癌、肝硬化腹水患者手術前及手術後很適合。但脾胃虛寒者要加 1 茶匙胡椒粒同煮。

◆ 認識食材 ◆

泥鰍

泥鰍有「水中人參」之稱，有補脾胃、利水退黃的功效，同時能促進黃疸消退和轉氨酶下降，有良好的護肝作用。泥鰍只能吃鮮活的，但泥鰍細條又黏滑，清洗不易，故可用這個入魚湯袋的方法，將魚先行處理才去清洗烹煮。

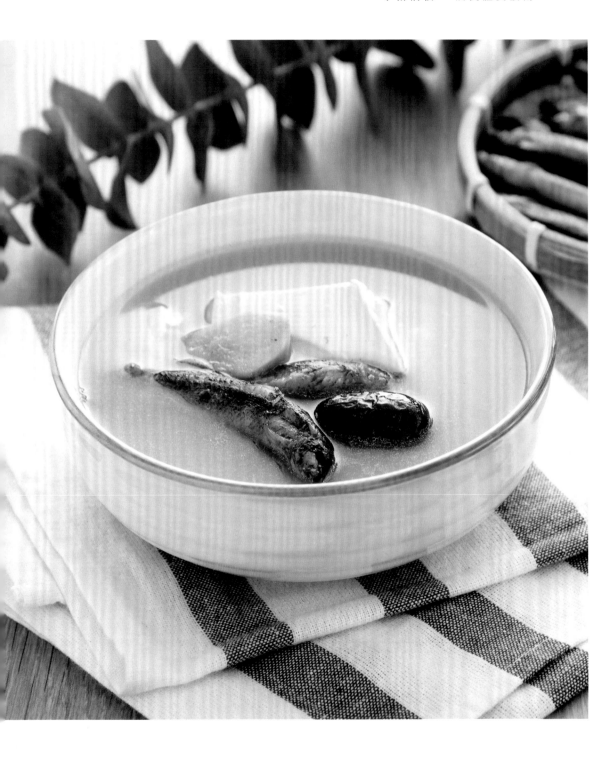

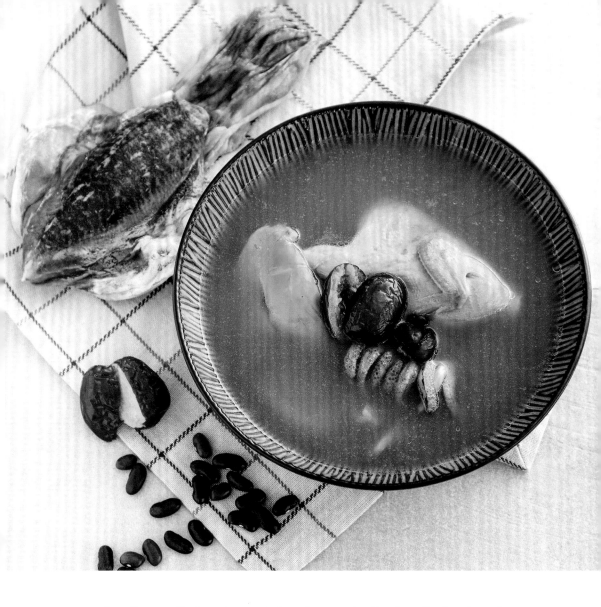

墨魚乾紅腰豆鵪鶉湯

補益
氣血

調養
肝腎

材料（2~3 人量）

紅腰豆	30 克
墨魚乾	60 克
紅棗	4 粒
鵪鶉	2 隻
生薑	3 片

調味料

海鹽	1/4 茶匙

做法

1. 紅腰豆、墨魚乾浸洗，和洗淨的鵪鶉一起汆燙；紅棗去核。

2. 將全部材料用 1.2 公升水煮 30 分鐘，加入海鹽，盛裝。

飲食宜忌

本品鮮味可口，老少可飲。對血虛頭髮早白、頭暈目眩、心悸，尤其是電療後出現白細胞減少者有益。但有外感發熱及皮膚過敏者不宜。

認識食材

墨魚乾

補肝血、滋腎陰，同時對婦女崩漏、來經量多很有幫助，且有催乳和安胎的功效，故為婦科食療佳品。其所含的多肽，有抗病毒、抗輻射線的作用。但痛風、高血壓、心血管疾病、腎臟病、糖尿病者和皮膚易過敏者忌食。墨魚乾以乾身、香氣足、無受潮者為佳。

鵪鶉

素有「動物人參」之稱，有滋補五臟、厚腸止痢、祛濕通痹的功效。鵪鶉對貧血、營養不良、神經衰弱、氣管炎、心臟病、高血壓、肺結核、小兒疳積、月經不調等症都有療效。但外感發熱者不宜。

金針菠菜豬肝湯

材料（2~3 人量）

金針	6 克
菠菜	200 克
枸杞	4 克
豬肝	250 克

調味料

海鹽	1/4 茶匙

做法

1. 金針浸軟，打成結；菠菜去根，洗淨切段；枸杞浸洗；豬肝清洗後切片，汆燙。

2. 全部材料用 600 毫升水煮滾，煮 15 分鐘，調味後即可連湯料同食。

飲食宜忌

本品清香，老少可飲。適合肝炎、神經衰弱、乳房脹痛、夜盲症、小便不通、大便下血者手術前或手術後服用。但菠菜含抗凝血物質，服薄血丸者、痛風者及腹瀉便溏者不宜。

認識食材

金針

有極佳的安神作用，對神經衰弱者有鎮靜催眠作用，唯金針含秋水仙鹼，而且鮮品的含量非常多，過食易引起嘔吐、腹瀉等食物中毒症狀，食用乾品較安全。

豬肝

富含蛋白質、卵磷脂和多種微量元素，有補眼及促進兒童發育之效。

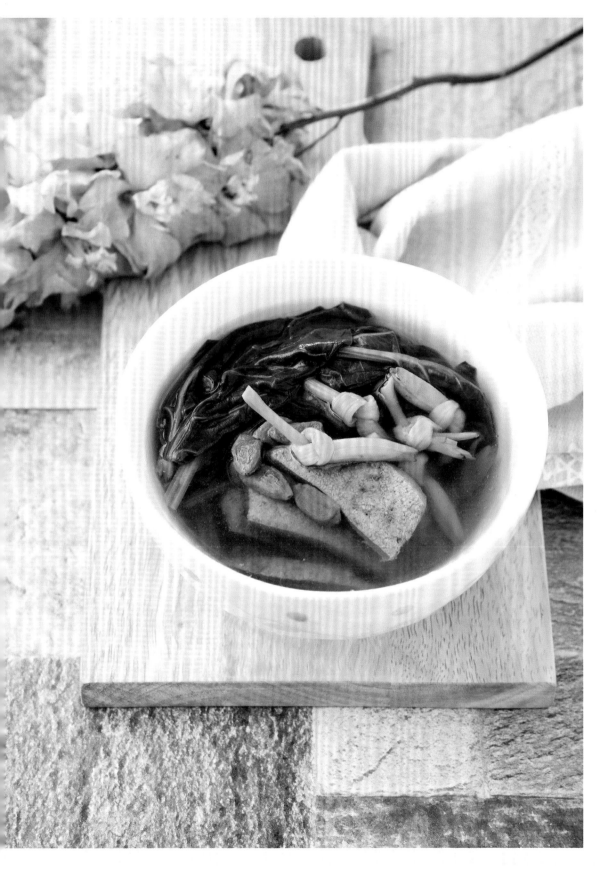

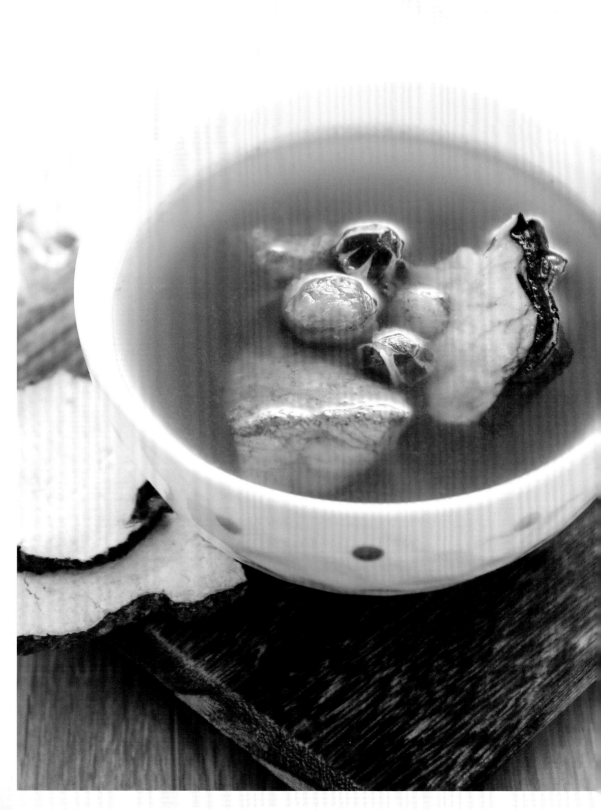

蓮子茯神龍眼湯

健脾補腎 養心安神

材料（2~3 人量）

蓮子	30 克
茯神	20 克
龍眼肉	15 克
芡實	30 克
排骨	250 克

調味料

| 海鹽 | 1/4 茶匙 |

做法

1. 蓮子、茯神、芡實用清水浸洗；龍眼肉沖洗；排骨汆燙。

2. 全部材料用 1.2 公升水煮 30 分鐘，倒入海鹽，盛裝。

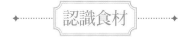

飲食宜忌

本品清香，老少皆宜。適合手術前或手術後出現貧血、心悸怔忡、失眠健忘、虛汗頻出、神經衰弱者服用。但便祕及外感未清者不宜。

認識食材

蓮子

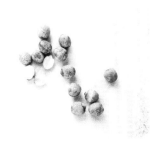

有鮮蓮子、乾蓮子，還有石蓮子。鮮蓮子最清香，但不是長年有供應；一般用來煲湯的多用開邊有衣蓮子，健脾補血功效佳，煲糖水則會用白蓮子。

蟲草孢子頭花膠
燉水鴨湯

滋陰
補虛

益氣
養血

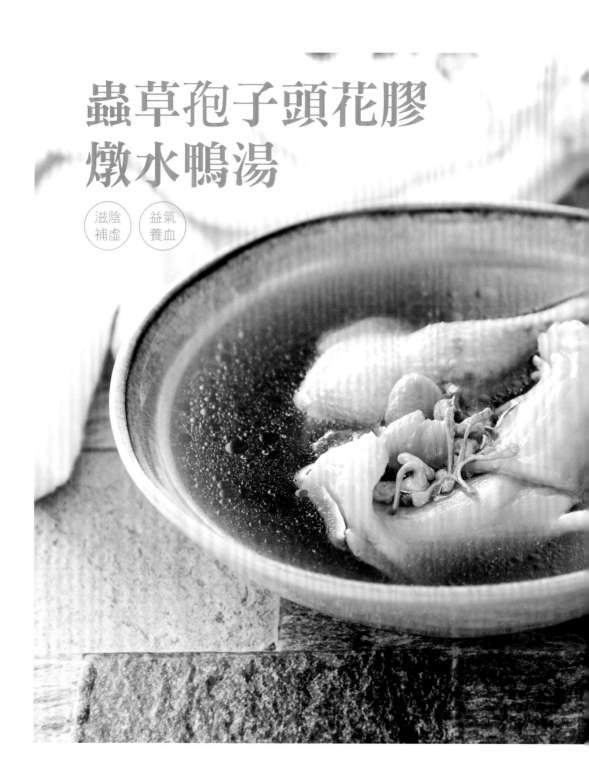

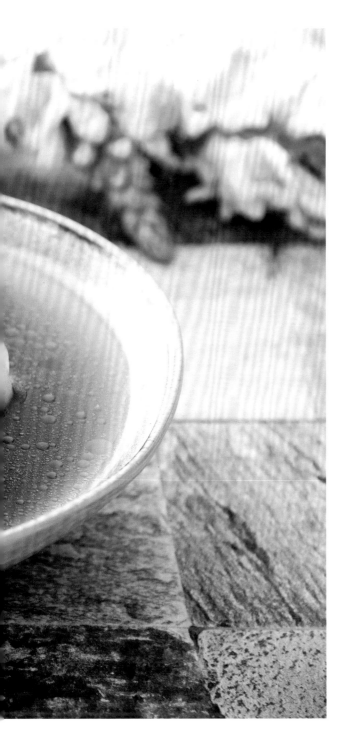

材料（2~3 人量）

蟲草孢子頭	6 克
浸發花膠	150 克
枸杞	5 克
龍眼肉	10 粒
冰鮮水鴨	1 隻
生薑	2 片

調味料

海鹽	1/4 茶匙

做法

1. 蟲草孢子頭、枸杞、龍眼肉浸洗；水鴨切成小塊、洗淨後與浸發花膠同汆燙。

2. 全部材料放入燉盅內，注入 3 碗開水，隔水燉 3 小時，調味後即可盛裝。

本品清香味美，老少皆宜。適合陰虛內熱、煩躁不安、糖尿病、高血壓、肺弱咳喘及各種癌症手術前或手術後服用。但外感發熱者及消化不良者不宜。

認識食材

蟲草花

滋肺補腎、護肝、抗氧化、防衰老等作用。對肺腎兩虛、精氣不足、咳嗽氣短、腰膝酸軟等症有幫助。蟲草花的孢子頭越大療效越佳。但陰虛火旺者忌食。

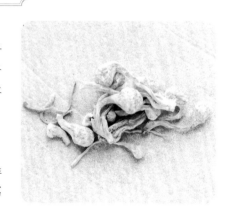

花膠

花膠功能滋腎益精、養血退虛熱。花膠有分雌雄，肚乸呈「環狀」紋，較厚身但煮時易「瀉水」及黏牙；肚公呈「人」字紋，薄身肉爽，煮起來不易溶化。

水鴨

補虛暖胃、強筋壯骨、活血行氣，且不寒不燥，是手術後調養佳品。傳統的蟲草燉水鴨是珍貴的滋陰補腎強壯劑，但冬蟲草售價太貴，可用蟲草花代替，同樣具滋補作用。水鴨適合作為手術後、或癌症化療後的食療。但水鴨肉滋膩，患外感、腸炎、慢性腹瀉者忌食。

Chapter 3

手術前後
提高抵抗力
果汁 & 茶飲

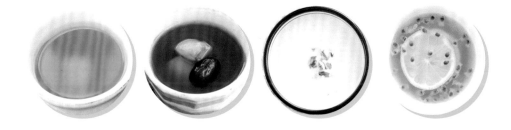

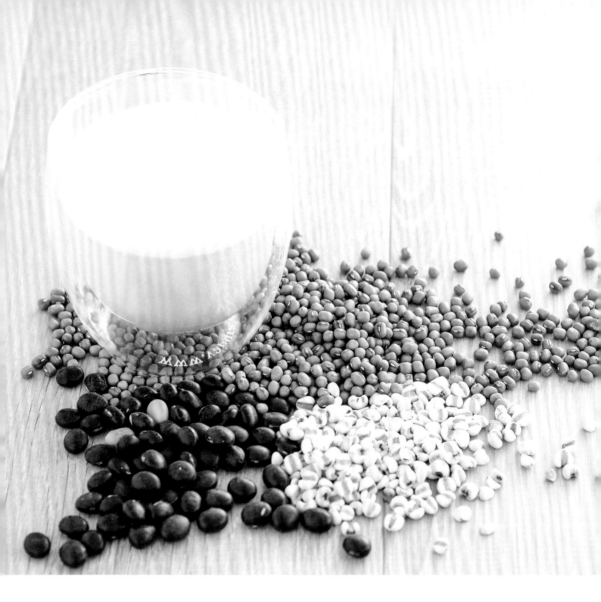

薏仁雙豆飲

 清熱 解毒　消脂 降壓

材料（1人量）

綠豆	30 克
薏仁	30 克
無糖黑豆漿	250 毫升

做法

1. 綠豆、薏仁用清水浸半天，放入攪拌機中，加入黑豆漿攪成糊。
2. 將綠豆薏仁糊煮 10 分鐘即可飲用。

飲食宜忌

本品能補充體力、增強體質，更有助降低血糖及膽固醇。適合煩躁口渴、大小便不暢、皮膚瘙癢者手術前及手術後飲用。但脾胃虛寒者不宜。

認識食材

薏仁

清熱利濕，除風濕，利小便，益肺排膿，健脾胃，強筋骨。能治風濕身痛、腳氣、筋急拘攣、水腫、肺萎、咳吐膿血等。但孕婦、津枯便祕及小便多者不宜。

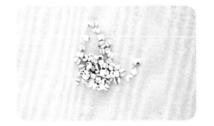

綠豆

清熱解毒，消暑除煩渴。綠豆的藥理作用為降血脂、降膽固醇、抗過敏、抗菌、抗腫瘤、增強食慾、保肝護腎。但體質偏寒及痛風者不宜。

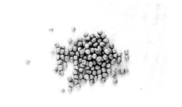

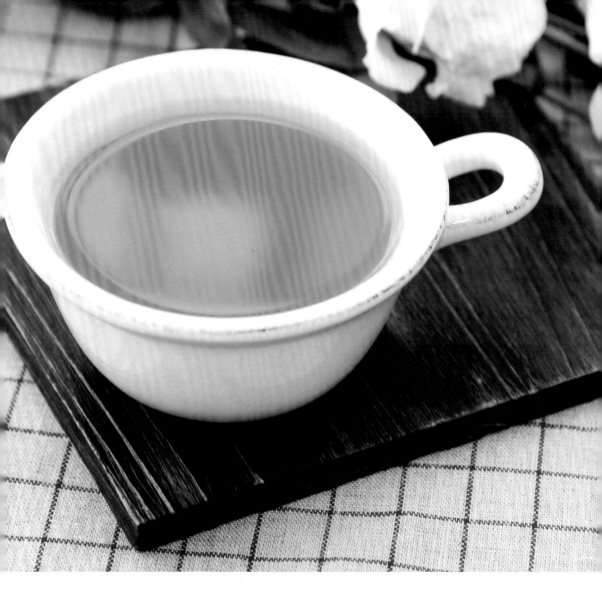

蘋果蔬菜汁

排清
毒素

防癌
抗癌

Tips :

最好選用有機蔬果，去皮後必須清
洗乾淨，抹乾才榨汁。任何細菌、
蟲卵都會影響病者健康。發芽的含
有龍葵鹼毒素，不宜用來榨汁。

材料（1人量）

蘋果	1 個
胡蘿蔔	1 個
馬鈴薯	1 個

做法

1. 胡蘿蔔、蘋果、馬鈴薯洗淨後抹乾，去皮切塊。

2. 將切好的材料放入榨汁機中，榨成汁即可空腹飲用。

飲食宜忌

本品宜即榨即飲，切勿存放。宜每天飲用，連服 1~3 個月，對防治癌症、保護肝臟，以及手術前和手術後增強體力很有裨益。但腎病患者不宜過量飲用，以免高鉀飲食加重腎臟負擔。

認識食材

蘋果

補氣健脾、生津、止瀉。對消化不良、腹瀉等症很有幫助，同時可作為各種疾病治療期及癒後的營養補充劑。但胃腸炎者過量食用易導致腹瀉、口中泛酸。

馬鈴薯

健脾、補氣、解毒。對胃熱痛，口泛酸水，食慾不振者很有幫助。但發芽及皮帶青色的馬鈴薯含有龍葵鹼毒素，不宜食用。

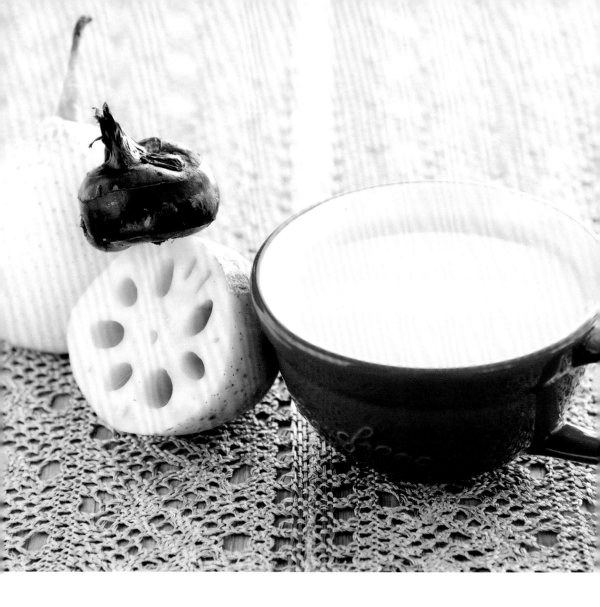

荸薺蓮藕甘露飲

 養陰
潤燥

 清心
除煩

Tips：
荸薺、蓮藕均屬水生植物，容
易受細菌感染及蟲害入侵，故
不宜生食。蓮藕忌鐵器，故榨
汁後最好用瓦煲烹煮。

材料（1人量）

荸薺	6 粒
蓮藕	150 克
雪梨	1 個

做法

1. 荸薺和蓮藕去皮洗淨，切碎。雪梨去皮洗淨，切開去核後才切碎。
2. 將全部材料榨成汁，放入煲內加熱 5 分鐘可飲用。

飲食宜忌

本品甘甜，對手術前及手術後津液虧損、口燥咽乾、五心煩熱、便祕，尤其是對肺臟手術患者很有裨益。但脾胃虛寒、大便溏薄者不宜飲用。

認識食材

荸薺

具有清肺熱、生津潤肺、化痰利腸、通淋利尿、清音明目等作用。對熱病消渴、目赤、咽喉腫痛、小便赤熱短少、燥熱咳嗽等有療效。但脾胃虛寒泄瀉、肺寒咳嗽、小兒遺尿者慎服。

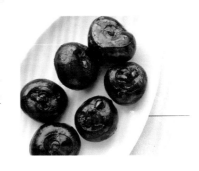

奇異果紅棗茶 生津利尿 健腦抗癌

材料（1人量）

奇異果	2 個
紅棗	30 克
紅茶	3 克

做法

1. 奇異果洗淨去皮，切碎；紅棗沖洗淨，去核。

2. 將奇異果、紅棗用 3 碗水煮 15 分鐘，加入紅茶，熄火 5 分鐘後即可飲用。

飲食宜忌

本品空腹飲用除了養顏之外，還可以幫助腸胃蠕動，清除宿便，適合癌症、心血管病、血壓高及食慾不振者手術前及手術後飲用。但腎功能衰竭及有些人對奇異果過敏，尤其是嬰幼兒就不宜服用。

認識食材

奇異果

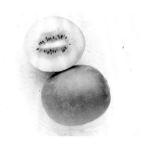

養顏美容、助消化、抗老、增強免疫力、降低膽固醇；豐富的膳食纖維能促進腸道蠕動，改善便祕。其所含的血清素具有穩定情緒、鎮靜心情的作用，有助於腦部活動。金黃色果肉的金奇異果味道較為清甜。

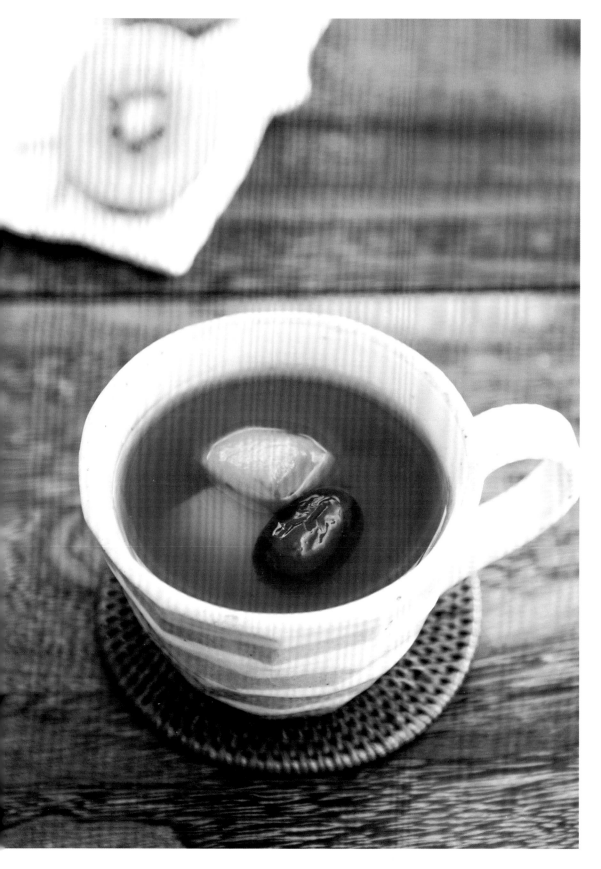

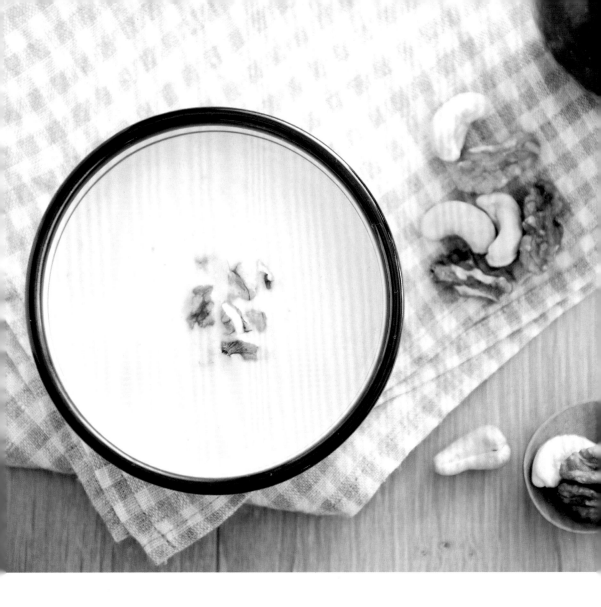

果仁水果奶

健脾
補腎

強心
養神

材料（2~3 人量）

核桃肉	10 克
腰果	10 克
蘋果	1 個
低脂鮮奶	200 毫升

做法

1. 蘋果去皮去核，切片。
2. 將核桃肉、腰果、蘋果肉及少量鮮奶放入攪拌機拌勻。
3. 再將其餘鮮奶加入拌勻，稍微加熱即可。

飲食宜忌

本品營養豐富，能增強體質，延緩衰老。適合糖尿病、心血管病、腦力衰退者手術前及手術後飲用。但腹瀉及對鮮奶過敏者不宜。

認識食材

核桃

含有豐富的脂肪和蛋白質，多吃核桃可增強大腦的活力，且有補腎固精功能。不要剝掉核桃肉那層薄薄的褐色衣，它含有豐富的營養素，宜一起食用。

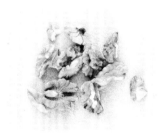

香蕉豆漿

（補虛潤燥）（疏迪血脈）

材料（1人量）

香蕉	1 根
豆漿（室溫）	200 毫升

做法

1. 香蕉去皮切塊；用少許豆漿一同放入攪拌機中略為打散，倒出，再加入其餘豆漿拌勻即可供飲。

飲食宜忌

本品清香美味，但豆漿宜放至室溫才製作，不宜冷凍飲用。對手術前或手術後熱病煩渴、腸燥便祕、心血管病、皮膚乾燥、肺熱咳嗽者有益。但脾胃虛寒、夜尿多及急、慢性腎炎患者不宜。

認識食材

香蕉

是調理腸胃失調的食物，纖維柔軟而柔滑，對於長期病患者來說，香蕉是唯一可以進食的未煮熟食物，而不會有不良反應。香蕉還可以中和胃酸和減少疼痛。

豆漿

補虛潤燥、清肺化痰的功效。它的鐵含量高於牛奶 5 倍，其營養成分雖然佳，但性質微寒而滑削，胃寒者最好加些薑汁同服。

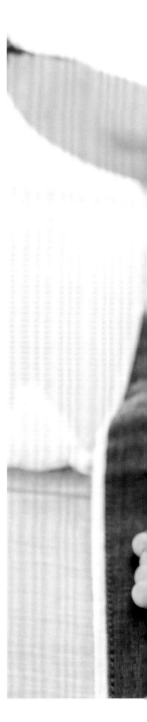

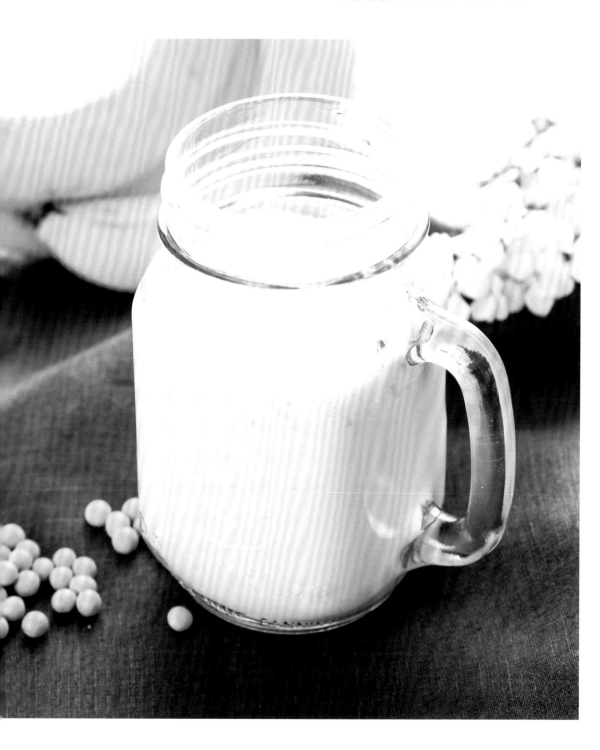

檸蜜百香果飲

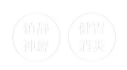

材料（1人量）

檸檬	2 片
蜂蜜	適量
百香果	1 個

做法

1. 將整個檸檬放入開水中浸片刻，洗掉表皮的蠟及農藥。

2. 檸檬抹乾，切片，放入玻璃瓶內，加入蜂蜜浸過面，醃 1 晚。

3. 取 2 片檸檬及少許醃過的蜂蜜放入杯內，刮入一個百香果果肉，用溫水沖服即可。

飲食宜忌

本品能增強免疫功能，調整血液循環，還能舒緩抑鬱，對手術前或手術後精神緊張，食慾欠佳者都有幫助。但對百香果過敏者、腸胃不太好及胃酸過多者慎用。

認識食材

百香果

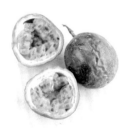

它是天然鎮靜劑，具有鬆弛神經的功效。百香果果肉中的黑色種子一般可以食用，但不易消化，因此胃潰瘍、胃炎者最好不要吃種子。

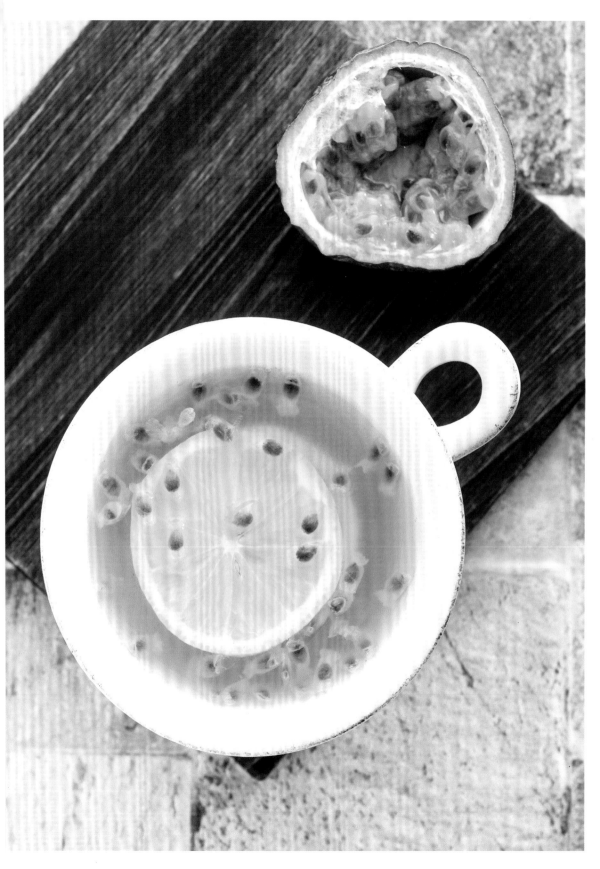

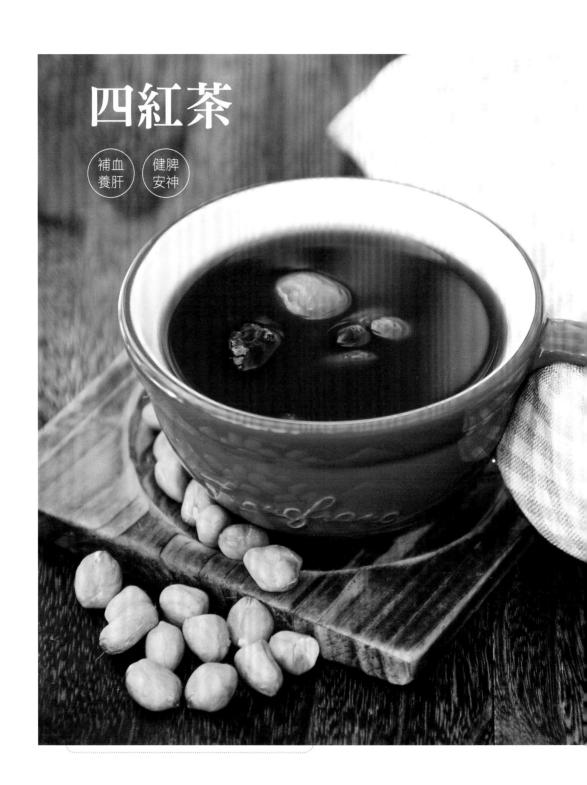

四紅茶

補血
養肝

健脾
安神

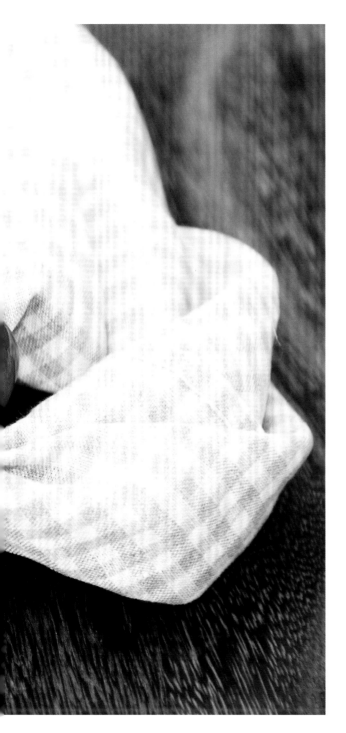

材料（1人量）

紅衣花生	30 克
紅豆	30 克
枸杞	6 克
紅棗	4 粒

調味料

紅糖	1 湯匙

做法

1. 紅豆、花生、枸杞分別浸洗；紅棗去核。

2. 全部材料用 5 碗水煮 1 小時，加入紅糖煮溶即可。

本品香甜美味，老少皆宜。適合血虛、面色無華、水腫、失眠，以及肝炎者手術前
及手術後服食。但糖尿病、跌打瘀腫者不宜。

認識食材

紅衣花生

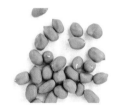

抑制纖維蛋白的溶解，增加血小板的含量，改善血小板
的質量，促進骨髓造血機能。所以對各種出血及出血引
起的貧血、再生障礙性貧血等疾病有明顯效果。紅衣花
生不宜血液黏稠度偏高的人食用，否則易引發血栓。跌
打瘀腫及消化不良者不宜食。

紅豆

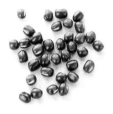

理氣活血、清熱解毒。對心胃氣痛、疝氣疼痛、血滯經
閉有幫助。常吃紅豆有助淨化血液、改善疲勞。但有頻
尿困擾的人在食用上要多加節制。

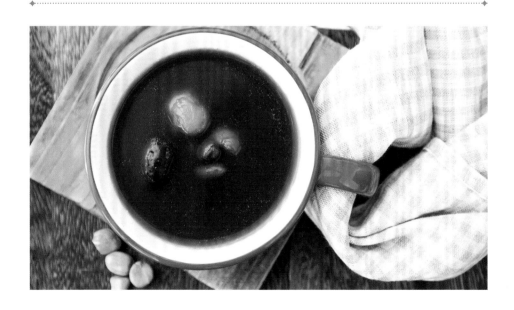

Chapter 4

手術前後
營養小菜

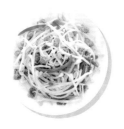
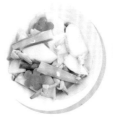
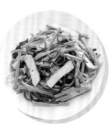
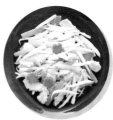

茭白香芹炒雞柳

清熱解毒　降壓除煩

材料（3~4人量）

雞柳	2 條
茭白	200 克
香芹	30 克
胡蘿蔔	1 小段
薑茸	1 茶匙

醃料

鹽、胡椒粉、米酒、玉米粉 各少許

調味料

鹽	1/2 茶匙
蠔油	1 茶匙
米酒	1/2 湯匙

做法

1. 雞柳洗淨，切粗絲，用醃料醃 30 分鐘；胡蘿蔔切花；茭白去外殼，洗淨切粗絲；香芹洗淨切段。

2. 燒熱少許油，爆香薑茸，加入雞柳炒至肉變白色盛起。

3. 鍋中倒入少許油，加入茭白絲、香芹、胡蘿蔔炒，雞柳回鍋，放酒加調味，炒至汁收乾即可盛盤。

◆········ 飲食宜忌 ········◆

本菜清香味美，老少皆宜。適合高血壓、糖尿病、濕熱黃疸、目赤腫痛者手術前或手術後食用。但脾胃虛寒及尿路結石者不宜。

◆········ 認識食材 ········◆

茭白

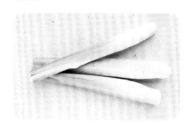

嫩茭白味道鮮美，人體容易吸收，但茭白含有較多的草酸，不能與豆腐同食，以免造成草酸鈣形成結石。若出現黑點則是染了菌，絕對不宜食用。

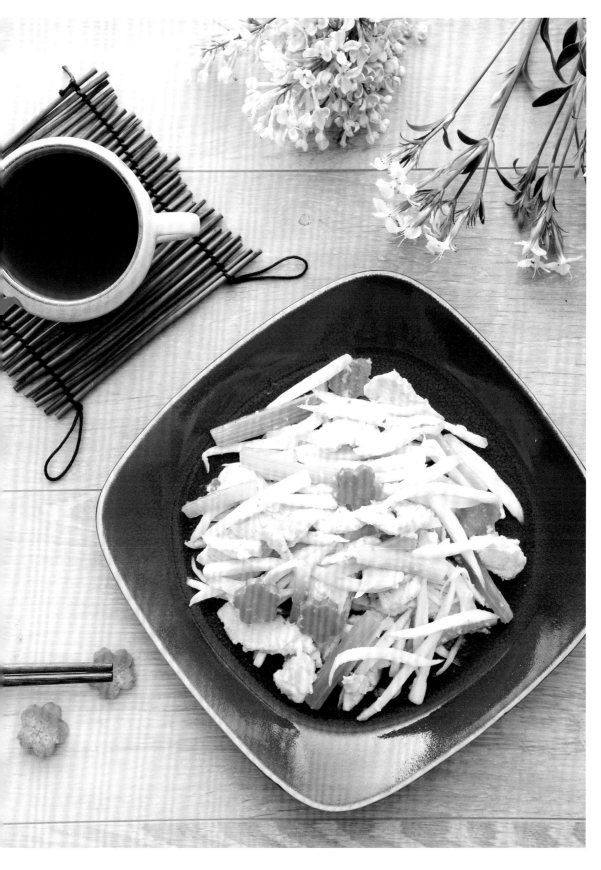

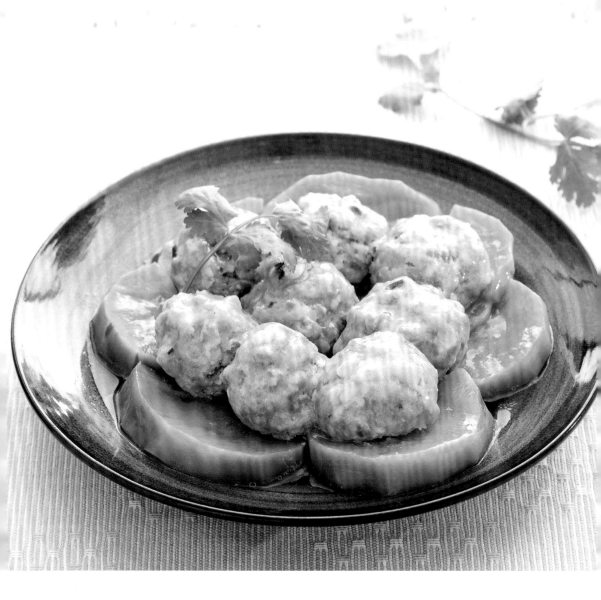

豆腐肉丸蒸南瓜

(溫中益氣) (降低血糖)

材料（3~4 人量）

南瓜	250 克
冬菜	1/2 湯匙
豆腐	半塊
薑茸	1 茶匙
葱花	2 茶匙
豬絞肉	250 克

醃料

蛋白	1 個
鹽	1/2 茶匙
醬油	1/2 湯匙
玉米粉	1 茶匙

調味料

蠔油	1 茶匙
醬油	1/2 湯匙

做法

1. 南瓜洗淨，去皮切塊，放入蒸盤內。

2. 冬菜洗淨榨乾，與壓碎的豆腐、薑茸、葱花、醃料盤一同放入絞肉中攪成泥狀，擠成肉丸，排放在南瓜上。

3. 用大火蒸約 20 分鐘即可，放入已拌勻的調味料。

------- 飲食宜忌 -------

本品鮮甜美味，老幼皆宜。適合糖尿病、心血管病、腸燥便祕者手術前或手術後食用。但氣滯濕盛者不宜多吃。

------- 認識食材 -------

南瓜

南瓜富含果膠。圓身桔紅色的南瓜，瓜味較濃及味道較甜，糖尿病者宜選長身、糖分較低的南瓜。

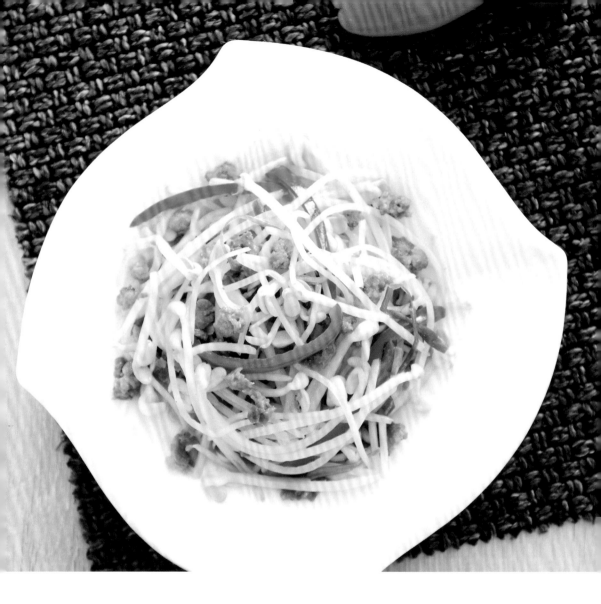

豆芽豬肉鬆

健脾
補中

滋陰
潤燥

材料（3~4 人量）

豆芽菜	250 克
豬絞肉	100 克
紅色甜椒絲	1 湯匙
蔥絲	1 湯匙

醃料

| 醬油、胡椒粉 | 各少許 |
| 玉米粉 | 少許 |

調味料

鹽	1/4 茶匙
蠔油	1 茶匙
麻油	少許

做法

1. 絞肉用醃料醃入味；豆芽菜洗淨，去根剁碎。

2. 大豆芽菜倒入鍋中，炒至汁收乾，盛起。

3. 燒熱少許油，將絞碎肉炒香，再放入豆芽菜、甜椒絲及調味炒至肉熟，最後撒入蔥絲，炒一下子即可。

◆ ⋯⋯⋯⋯⋯⋯⋯⋯⋯⋯⋯ 飲食宜忌 ⋯⋯⋯⋯⋯⋯⋯⋯⋯⋯⋯ ◆

本菜屬家常小菜，能滋養陰液，老少皆宜。適合形體虛弱、胃納欠佳者手術前或手術後食用。對癌症電療、化療後咽乾口燥者也十分適合。痛風者宜少吃豆類食物。

◆ ⋯⋯⋯⋯⋯⋯⋯⋯⋯⋯⋯ 認識食材 ⋯⋯⋯⋯⋯⋯⋯⋯⋯⋯⋯ ◆

豆芽菜

豆芽菜即是黃豆芽，自然培育的黃豆芽豆粒正常、色澤金黃、芽桿直而稍細，根鬚長，無爛根或爛尖現象；經化學肥浸泡的黃豆芽芽桿粗壯，根短或無根。

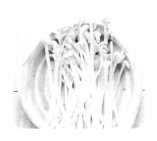

佛手瓜炒玉蘭片

材料（2~3 人量）

佛手瓜	1 個
芥蘭	100 克
金針	3 克
胡蘿蔔	1 小段
薑茸	1 茶匙
素高湯	30 毫升
米酒	1 湯匙
太白粉水	1 湯匙

調味料

鹽	1/2 茶匙
糖	1/4 茶匙

做法

1. 佛手瓜去皮去核，切片；金針浸軟後打成結；芥蘭洗淨，切片；胡蘿蔔切花。

2. 燒熱少許油，爆香薑茸後炒香芥蘭、佛手瓜片、金針，再放入米酒，加調味及素高湯，炒一下子，調入太白粉水炒勻即可。

飲食宜忌

本菜清香可口，老少皆宜。適合肝氣不舒、膽結石、膽總管及肝管結石手術前或手術後氣虛血弱者食用。但胃寒口泛清涎者宜少吃。

認識食材

芥蘭

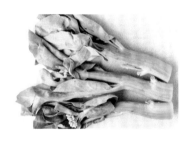

芥蘭能解毒利咽、順氣化痰。含大量膳食纖維，有助排便；所含芥蘭素，可幫助記憶，但過食會耗人真氣，抑制性激素分泌；故孕婦不宜多吃芥蘭，甲狀腺失調者亦不宜多吃。

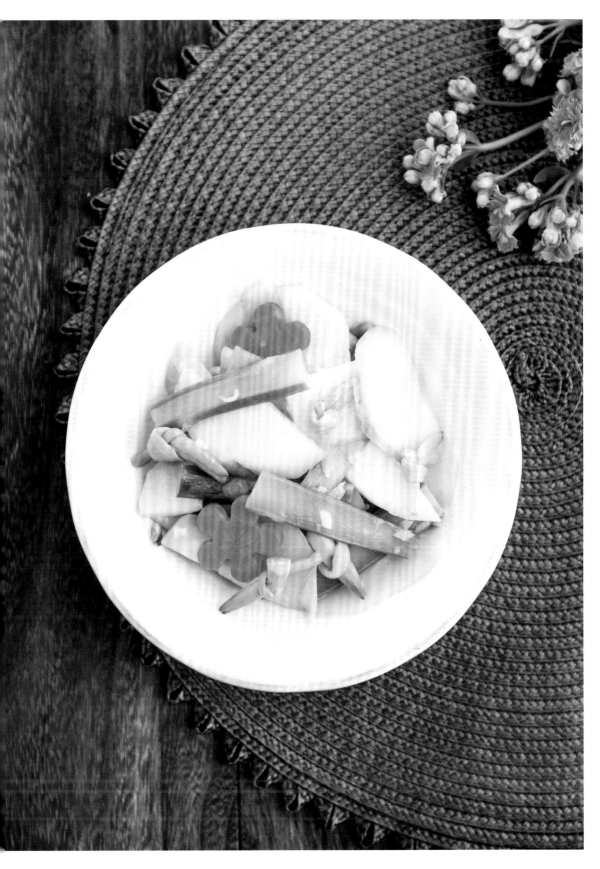

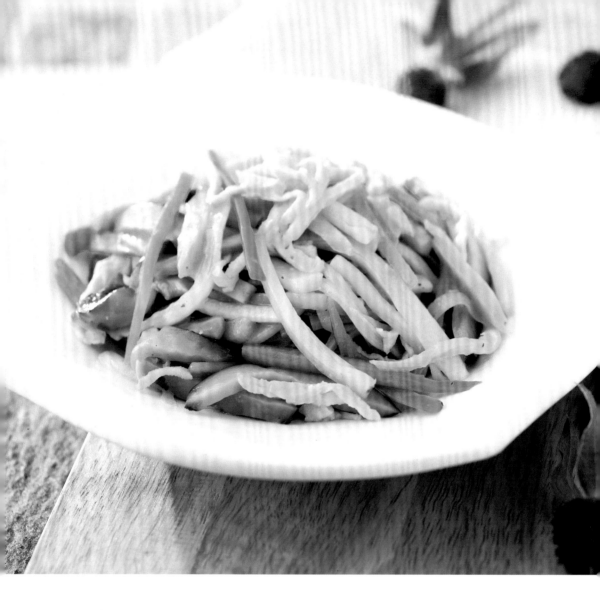

錦繡蛋絲

健腦
益智

增強
體質

材料（3~4 人量）

雞蛋	3 個
鮮茴香莖	半個
香菇	1 朵
胡蘿蔔	1 小段
黃瓜	1 小段
鹽	1/4 茶匙
麻油	1 茶匙

調味料

鹽	1/2 茶匙

做法

1. 雞蛋打散，加入鹽和麻油攪勻；茴香莖洗淨，切幼絲；香菇浸軟，去蒂後切幼絲；胡蘿蔔去皮洗淨，切絲；黃瓜去皮洗淨，切絲。

2. 用平底鍋燒熱油，打入雞蛋煎至酥脆即可盛起，切絲。

3. 鍋中留少許油，加入茴香絲、香菇絲、胡蘿蔔絲及黃瓜絲炒香至汁收乾，最後加入蛋皮絲和調味料，炒勻即可盛盤。

飲食宜忌

本品清香味美，老少皆宜。適合食慾不振、氣血虛弱、記憶力減退者手術前或手術後食用。一般人士皆可食。

認識食材

茴香莖

茴香能溫腎散寒、和胃理氣，常食有助促進消化，健脾暖胃，可緩解胃腸痙攣、減輕疼痛，亦適合白血球減少症患者。它含有的茴香素可對付癌細胞，尤其是胰臟癌。茴香更能穩定血糖，故對癌症、糖尿病、腎虛腰痛、脾胃虛寒、腸絞痛及痛經者有益。但陰虛火旺者不宜食。新鮮茴香莖在超市及賣外國菜的菜攤有販售。

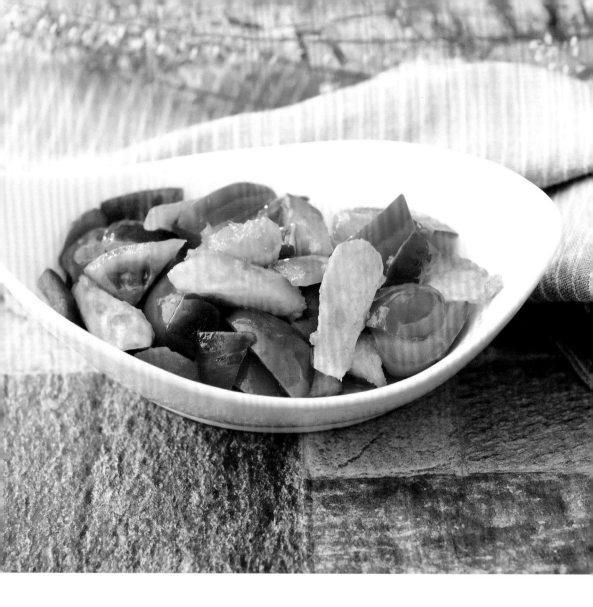

五彩甜酸山藥

健脾
益胃

幫助
消化

材料（3~4 人量）

山藥	250 克
紫洋葱	30 克
鳳梨	30 克
青、紅甜椒	各 10 克
薑茸	1 茶匙

醃料

鹽	1/4 茶匙
太白粉	1 湯匙

調味料

醋	2 茶匙	鹽	1/4 茶匙
赤砂糖	2 茶匙	醬油	半湯匙
番茄醬	1 湯匙	玉米粉	適量

做法

1. 山藥去皮，洗淨後切塊，用醃料醃片刻；紫洋葱去衣，切片；鳳梨切小塊；青、紅甜椒切片。

2. 用平底鍋燒熱油，將山藥煎至金黃，盛起後放入。其餘材料至鍋中炒香，山藥回鍋，加調味煮至汁濃稠即可盛盤。

--- 飲食宜忌 ---

本品甜酸可口，非常醒胃。對手術前後食慾欠佳、消化力弱、體倦乏力、脾虛泄瀉等有益。但感冒、腸胃積滯者忌食。

--- 認識食材 ---

山藥

健胃厚腸、補肺益腎。對脾虛泄瀉、久痢、虛勞咳嗽、遺精帶下、小便頻數、消渴、子宮脫垂者有幫助。山藥含有黏液蛋白，有助防治動脈粥樣硬化，故不要洗去黏液。

山藥可當作蔬菜食用，有降血糖作用；以鐵棍山藥味道香糯美味，療效亦佳。但濕熱實邪及便祕者忌食。

素炒豆干絲

材料（2~3 人量）

黑木耳	3 克
胡蘿蔔	半條
碗豆	30 克
五香豆干	3 塊
薑茸、蒜茸各 1 茶匙	
紹興酒	2 茶匙
太白粉水	1 湯匙

調味料

鹽	1/2 茶匙
糖	1/2 茶匙
蠔油	2 茶匙

做法

1. 黑木耳浸軟，去蒂後切幼絲；胡蘿蔔去皮切絲；碗豆撕去老筋，洗淨切絲；豆干沖洗後切絲。

2. 燒熱油，放入豆干以小火煎至金黃，盛起；鍋中留少許油，爆香薑茸、蒜茸，放入黑木耳絲、胡蘿蔔絲及碗豆炒至熟。

3. 加入豆干絲，放酒加調味，最後加入太白粉水，炒至勻即可。

◆ 飲食宜忌 ◆

此菜含豐富纖維，有助潤腸通便、修身減肥。適合肥胖、高血脂、高膽固醇者手術前或手術後食用。但服薄血藥者不宜吃黑木耳，因黑木耳含抗凝血物質；因此手術前 2~3 天及手術後 1 週都不宜用黑木耳，可用冬菇代替。

◆ 認識食材 ◆

黑木耳

有「血液清道夫」之稱。有祛瘀、降膽固醇、滋補強壯、清肺益氣、補血活血、涼血止血、鎮靜止痛的功效。含維生素 K，能減少血液凝塊，預防血栓症發生，故出血性疾病患者不宜食。

黑木耳以朵面大而乾淨、光滑油潤、面呈黑色、底呈灰白、浸泡後浮起不黏手為佳。

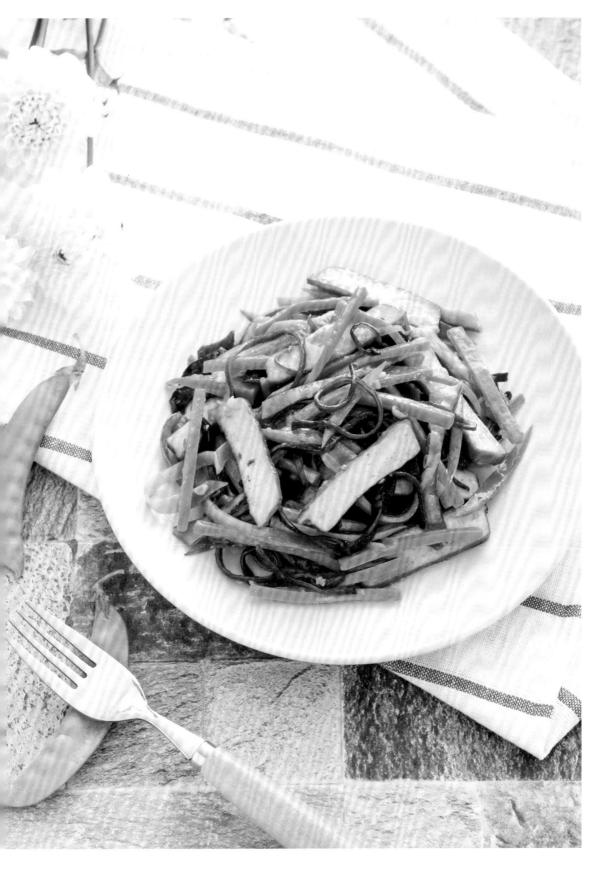

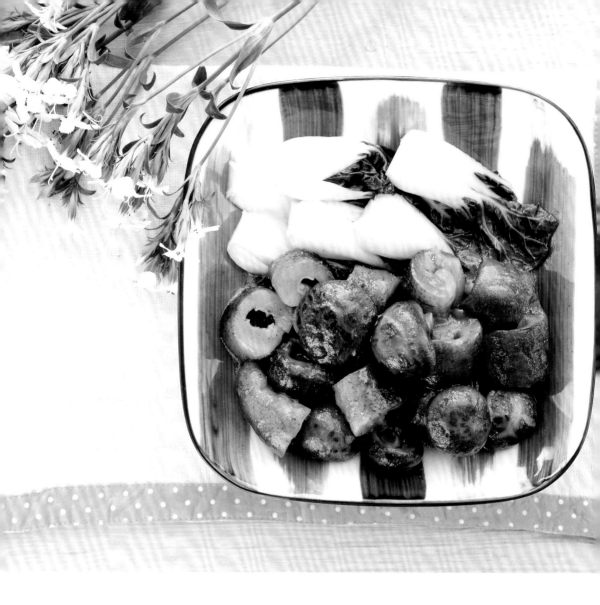

紅燒花菇海參

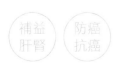
補益
肝腎
防癌
抗癌

材料（3~4 人量）

小花菇	6~8 朵
浸發海參	2 條
薑絲	半湯匙
青江菜	6 個
素高湯	1 碗
米酒	1 湯匙
太白粉水	1 湯匙

調味料

鹽	1/2 茶匙
糖	1/2 茶匙
蠔油	2 茶匙

做法

1. 花菇浸軟，去蒂；浸發海參切塊後汆燙。

2. 燒熱少許油，爆香薑絲，加入花菇、海參炒香，放酒加調味以及素高湯燜煮。

3. 青江菜洗淨，放入油鹽水中焯至碧綠剛熟，放置一旁。

4. 花菇、海參燜煮約 30 分鐘，放入太白粉水至汁濃稠，盛盤即可。

飲食宜忌

此菜香滑美味，老少皆宜。適合高血壓、高膽固醇、肺結核、肝炎、神經炎、血友病、癌症等患者手術前或手術後食用。痰濕壅滯、便溏腹瀉及痛風者忌食。

認識食材

海參

補腎益精、養血潤燥、止血消炎的功效。對精血虧損、虛弱、消渴、腸燥便祕、皮下出血、血管硬化等均甚有益。海參不含膽固醇，更屬陰陽雙補之品，無論腎陰虛、腎陽虛體質皆可服。但痛風者不宜。

海參有很多品種，其中以刺參最香滑，禿參適合做家常小菜，豬婆參處理費時，建議選購以直身、無破損、重手者為佳。

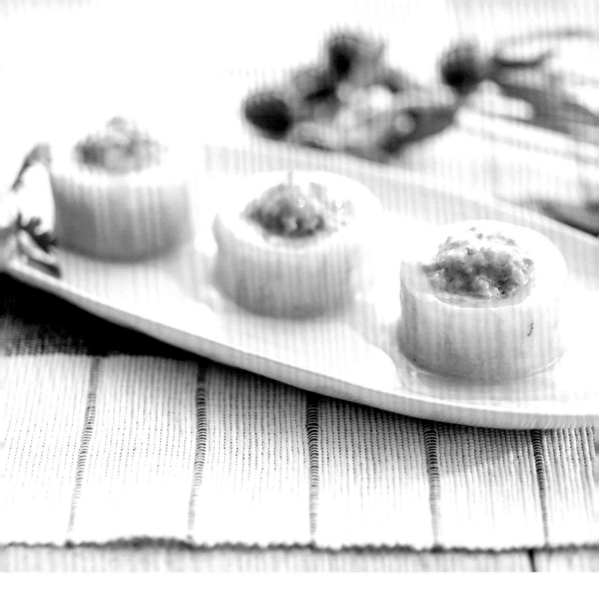

蒸釀櫛瓜環

清熱
利水

滋陰
潤燥

材料（3~4人量）

櫛瓜	1 大條
豬絞肉	200 克
蝦米	1 湯匙
葱花	1 湯匙

醃料

蛋白	1 個
鹽、胡椒粉、玉米粉 各適量	

勾芡料

醬油	2 茶匙
米酒	半湯匙
糖	1/4 茶匙
太白粉水	1 湯匙

做法

1. 櫛瓜刮去外皮，切成 2 公分厚的圓環，挖去瓜籽，放加了油、鹽的開水中燙 30 秒，撈起瀝乾。

2. 蝦米浸軟，剁碎後和葱花一同加入豬絞肉中，再放入醃料攪拌成膠。

3. 在櫛瓜內圈抹點玉米粉，填入肉料，放蒸盤中，隔水蒸 25 分鐘，將汁倒出，勾芡即可。

飲食宜忌

本菜清甜美味。適合精神困倦、食慾不振、喉乾咽燥及虛不受補者手術前或手術後食用。一般人士皆可食。

認識食材

櫛瓜

是冬瓜的變種，但少了冬瓜寒涼之氣，是有益正氣的瓜菜。對身體虛弱而有發熱現象，出現口乾口渴、煩躁、大小便不暢者很有幫助。一般人皆可食用。

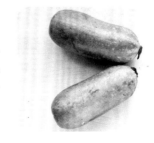

醋溜魚塊

補血　滋補
健脾　強身

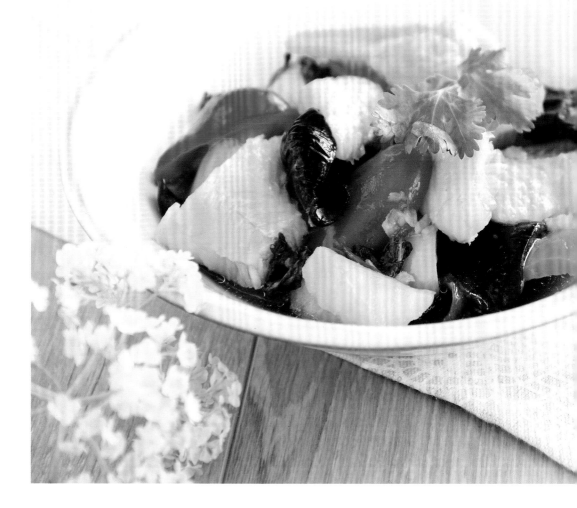

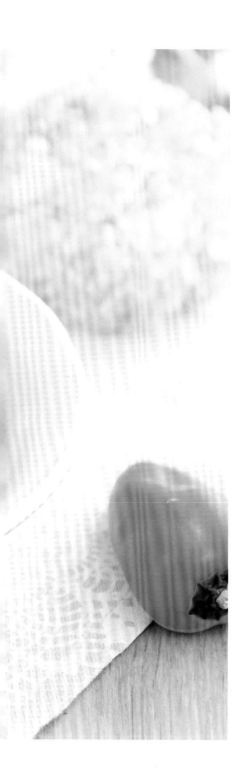

材料（3~4 人量）

急凍去骨魚柳	150 克
紅、黃色甜椒	各 1/4 個
黑木耳	3 克
香菜	數片
薑	2 片

醃料

鹽	1/6 茶匙
胡椒粉、太白粉及米酒	適量

調味料

醋	2 湯匙
赤砂糖	1 湯匙
鹽	1/4 茶匙
醬油	2 茶匙
胡椒粉	少許
清水	30 毫升

做法

1. 魚柳解凍後切片，用醃料醃 30 分鐘；紅、黃甜椒洗淨，切塊；木耳浸軟，去蒂；香菜洗淨，切碎。

2. 燒熱水，將魚肉放入即熄火，浸片刻撈起。

3. 鍋中放少許油，爆香薑片，放入甜椒、木耳炒香，放酒加調味，待汁滾起，放入魚片及香菜，炒勻即可盛盤。

本品酸甜醒胃，美味可口，老少皆宜。對高血壓、高膽固醇、心絞痛、癌症者手術前或手術後食慾欠佳、神疲乏力、便祕者有幫助。但骨折、跌打損傷、服薄血藥者不宜食黑木耳。

認識食材

黑木耳

黑木耳質地柔軟，口感非常好，含有豐富的膠質，對人體消化系統有良好的清潤作用，具有清毛塵、洗腸、潤肺、減少血液凝塊、緩和冠狀動脈粥狀硬化、降低血栓的作用。

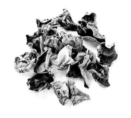

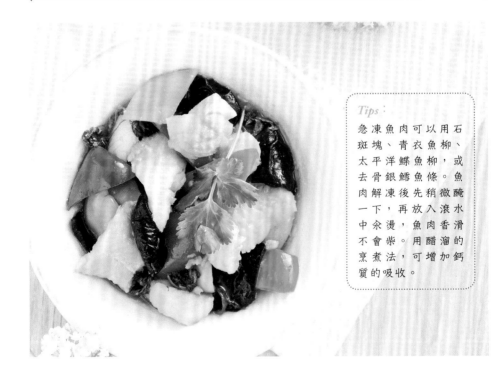

Tips：
急凍魚肉可以用石斑塊、青衣魚柳、太平洋鰈魚柳，或去骨銀鱈魚條。魚肉解凍後先稍微醃一下，再放入滾水中汆燙，魚肉香滑不會柴。用醋溜的烹煮法，可增加鈣質的吸收。

Chapter 5

手術甦醒後
清流質飲食

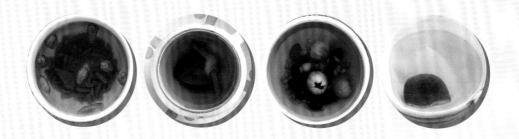

黃金蕎麥枸杞茶

清熱解毒　健脾利濕

材料 (1人量)

金蕎麥　　2 湯匙
枸杞　　　1 茶匙

做法

1. 金蕎麥、枸杞一同放入茶包袋，將茶包放入壺內，用開水沖洗 1 次。
2. 再注入開水，煮 10 分鐘即可飲用。

飲食宜忌

本茶清香味美，對三高人士及任何患者手術後煩躁失眠、排尿困難、面色蒼白等均有益。但體質偏寒及夜尿多者慎服。

認識食材

金蕎麥

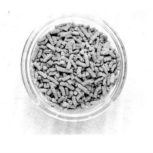

分甜蕎麥和苦蕎麥。金蕎麥即苦蕎麥，金蕎麥含有生物類黃酮蘆丁。蘆丁有軟化血管、改善微循環、降低血糖、降低血脂、降低膽固醇等功效。其療效較甜蕎麥更為優勝。

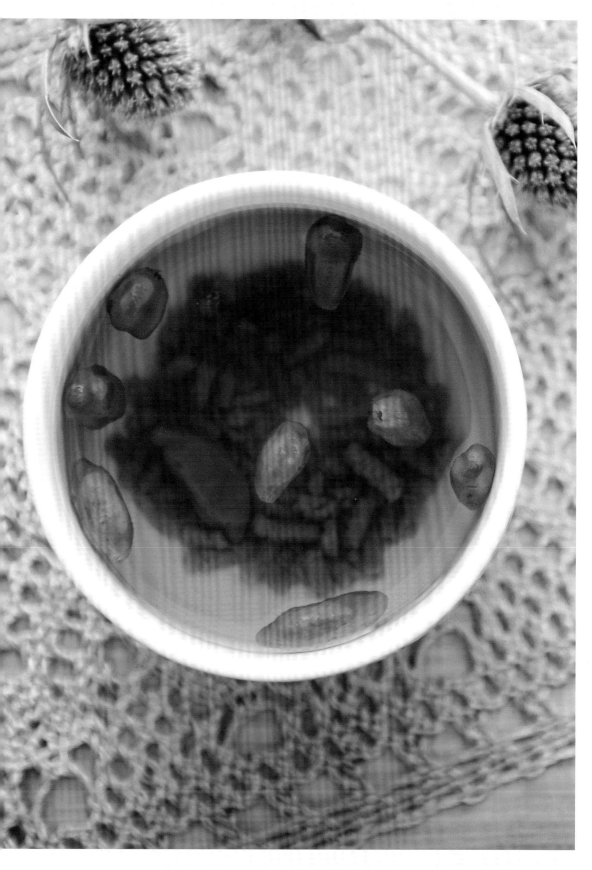

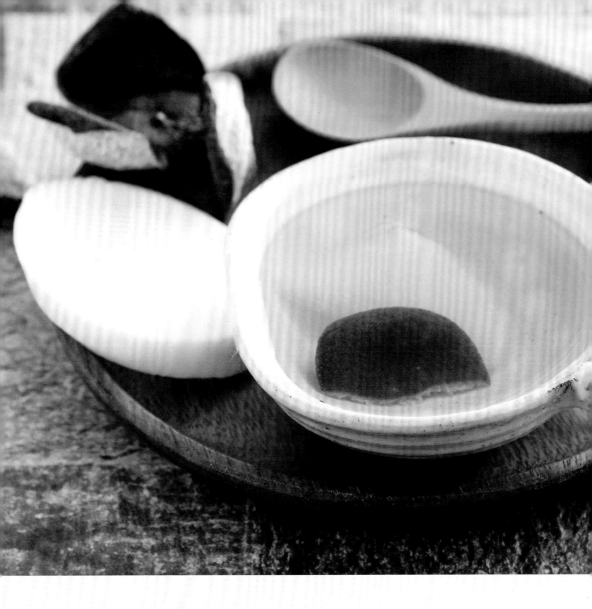

蘿蔔陳皮水

益脾
和胃

通利
二便

材料（1人量）

白蘿蔔	1 條
陳皮	2 個

做法

1. 白蘿蔔洗淨，去皮切塊；陳皮浸軟洗淨。
2. 白蘿蔔、陳皮用 5 碗水煮 30 分鐘成 2 ～ 3 碗，即可供飲。

飲食宜忌

本品大口大口飲能促進腸胃蠕動，幫助排便；小口小口飲能促進膀胱活動，加快排走術後滯留在體內的麻醉藥，使體內毒素及早排出體外，同時還有清痰作用。適合任何手術後病患飲用。

認識食材

蘿蔔

清熱生津，化痰止咳，通利大小便。選購蘿蔔時，以表皮光滑、根部大而圓厚、根鬚少為優，同時握在手裏沉甸甸的，這可避免買到空心蘿蔔。

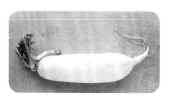

陳皮

行氣健脾、降逆止嘔、調中開胃、燥濕化痰的功效，適用於脾胃氣滯、脘腹脹滿、噁心嘔吐、咳嗽痰多等症狀。陳皮與維生素 C、維生素 K 食物同食，能增強抗炎作用。但有胃火的人不宜多吃。

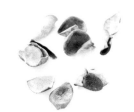

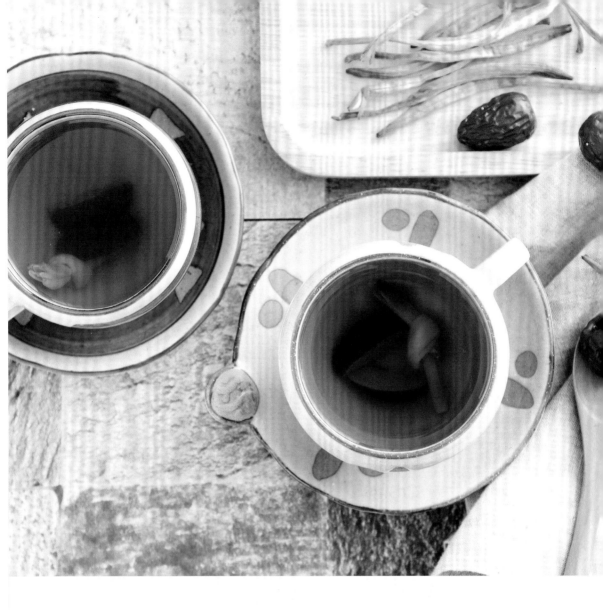

金針紅棗水

（補血
活血）（安神
止血）

材料（1 人量）

金針	5 克
紅棗	4 粒

做法

1. 金針浸洗；紅棗沖洗後去核，切片。
2. 將金針、紅棗用 2 碗半的水煮 10 分鐘，加入紅糖煮溶即可供飲。

調味料

紅糖	1 茶匙

飲食宜忌

本品香甜可口，對手術後虛弱、容易疲倦、面色蒼白、血壓低、小便不利、記憶力衰退者很有益。任何手術者皆可服用。

認識食材

紅棗

補中益氣、養血安神、調和藥性，且能延緩衰老、抗疲勞、保護肝臟、抗腫瘤、增強機體免疫力，可治療貧血、虛寒、腸胃病等。但過量食用會容易脹氣，使人肥胖。濕重者忌食。

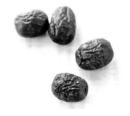

金針

又名「忘憂草」，有安神作用。其鐵質含量為菠菜的 20 倍，是補血的最佳食材之一，亦可治大便下血及其他出血症。選購時以色澤鮮明帶黃、無受潮、無酸味者為佳。

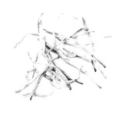

小麥黑豆安神茶

養心
安神

祛風
通絡

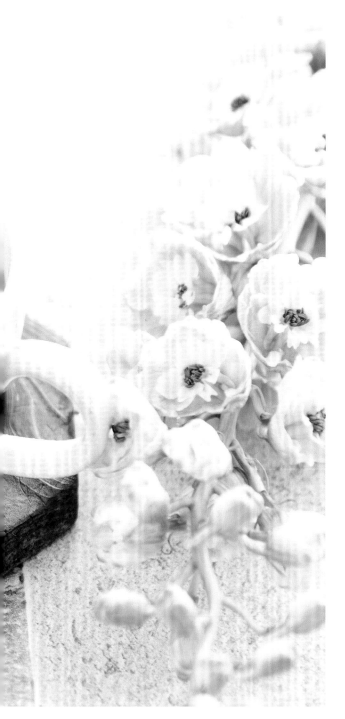

材料 (1人量)

小麥米	30 克
青仁黑豆	30 克
茯神	10 克
龍眼肉	8 粒

做法

1. 小麥米、黑豆、茯神分別浸洗，龍眼肉沖洗。
2. 用 5 碗水煮 1 小時即可。

本品清香，對任何手術後心煩不寧、多夢易醒、多汗、血虛面色蒼白、關節疼痛者很有幫助。但痛風者不宜吃豆。

認識食材

茯神

是茯苓菌中間部位，寧心安神功效佳，更有利尿作用，能促進麻醉藥的排出。

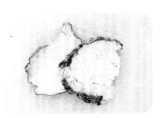

黑豆

活血、利水、祛風、清熱解毒、滋養健血、補虛烏髮之效，同時能降低血中膽固醇的。因此，常食黑豆，能軟化血管、滋潤皮膚、延緩衰老。選購黑豆時，以黑皮青肉的為佳，青仁黑豆兼具滋補肝腎之功。但痛風者不宜食用。

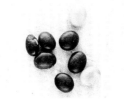

小麥米

養心益腎、清熱除煩。小麥米可以降低血液循環中的雌激素的含量，進而達到防治乳腺癌的目的，且能緩解更年期綜合症。一般人士可食，但胃寒者宜少吃。

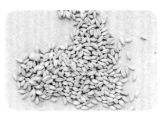

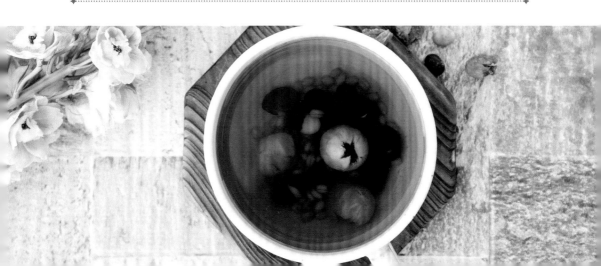

Chapter *6*

手術後
半流質飲食

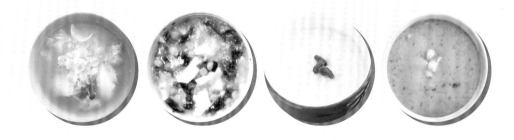

銀耳蛋花湯

滋陰
潤肺

清心
安神

材料（2人量）

銀耳	6 克
鮮百合	20 克
雞蛋	1 個
枸杞	1 茶匙
素高湯	3 碗

調味料

海鹽	1/2 茶匙

做法

1. 銀耳浸軟，去蒂後剁碎；鮮百合剝開洗淨；雞蛋打散。

2. 燒熱素高湯，加入銀耳、鮮百合和枸杞煮 30 分鐘，最後加入調味及蛋液，滾起即可。

飲食宜忌

本品香滑味美，能補肝虛又不會引動肝火。對手術後睡眠欠佳、精神不振、陰虛火旺、肺熱咳嗽、痰中帶血者有益。一般手術者皆可食用，但服薄血藥者忌食。

認識食材

銀耳

銀耳不但營養豐富，更含植物性的化學成分，當中的蛋白質就含有 17 種氨基酸，有助促進新陳代謝。選購銀耳以乾燥、色澤潔白、肉厚、朵整、無刺激性氣味為佳，過白或過黃，並附有刺鼻氣味的都不適宜食用。

鮮百合

清心除煩、寧心安神。鮮百合含黏液質，具有潤燥清熱作用，對肺燥或肺熱咳嗽，化療及放射性治療後白細胞減少有治療作用。但風寒咳嗽、虛寒出血症者忌食。

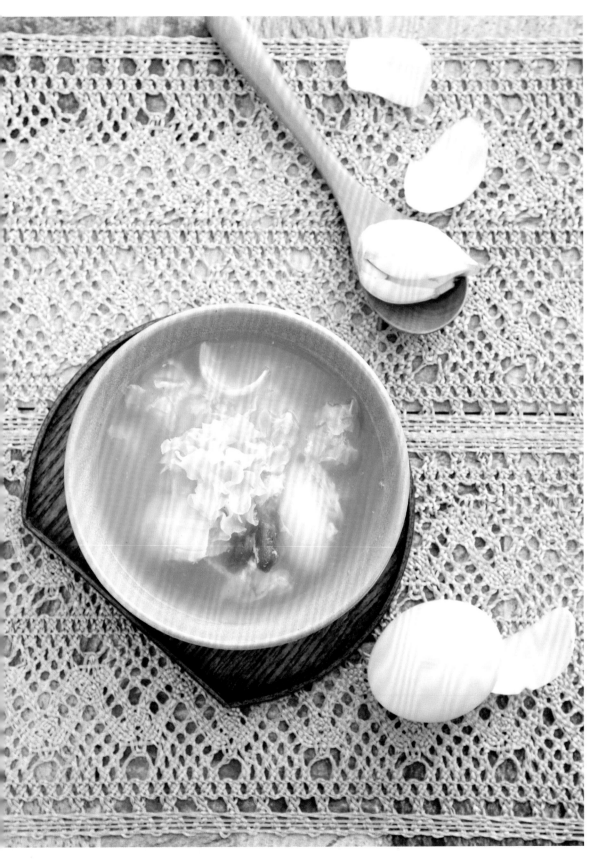

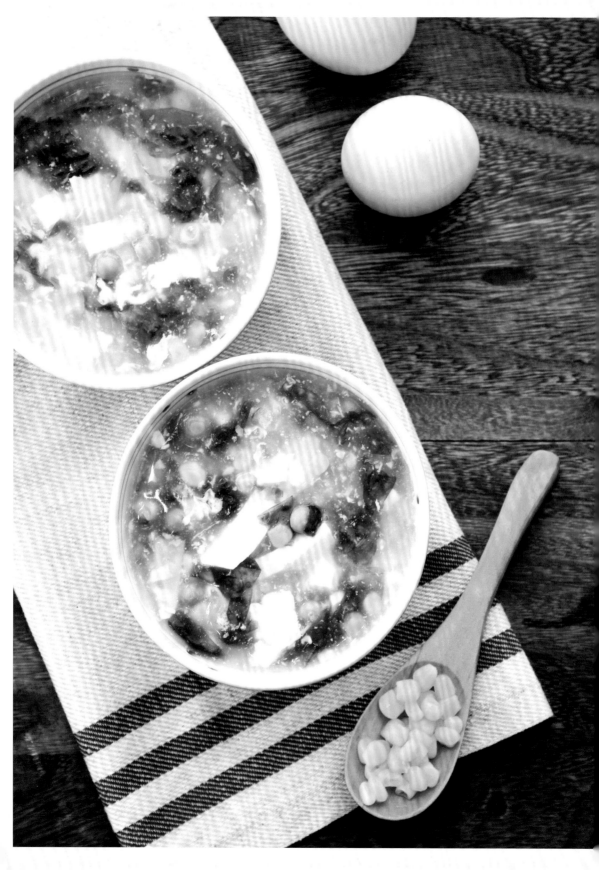

紫菜玉米豆腐羹

清理腸胃　化痰散結

材料（2人量）

紫菜	1 小撮
玉米粒	1 湯匙
青豆粒	2 茶匙
嫩豆腐	1 盒
素高湯	2 碗
太白粉水	2 湯匙
蛋白	1 個

調味料

鹽	1/2 茶匙

做法

1. 紫菜沖洗；豆腐沖洗後切粒。

2. 燒熱湯，加入豆腐、玉米粒、青豆粒及紫菜煮 15 分鐘，加調味及太白粉水，邊煮邊攪，最後加入蛋白，熄火燜片刻即成。

飲食宜忌

本品香滑，適合頸部切面較深的手術、胃腸及腹腔手術後食慾不振、需要排膿引流者食用。一般手術者可食，但脾胃虛寒者少吃。

認識食材

紫菜

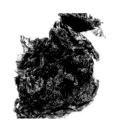

性寒，能軟堅散結，清熱化痰，利尿。常用於甲狀腺腫、水腫、慢性支氣管炎、咳嗽、腳氣、高血壓、高膽固醇等症。但脾胃虛寒者及消化力弱者忌食。紫菜以深紫色、雜質少、乾燥無受潮者為佳。

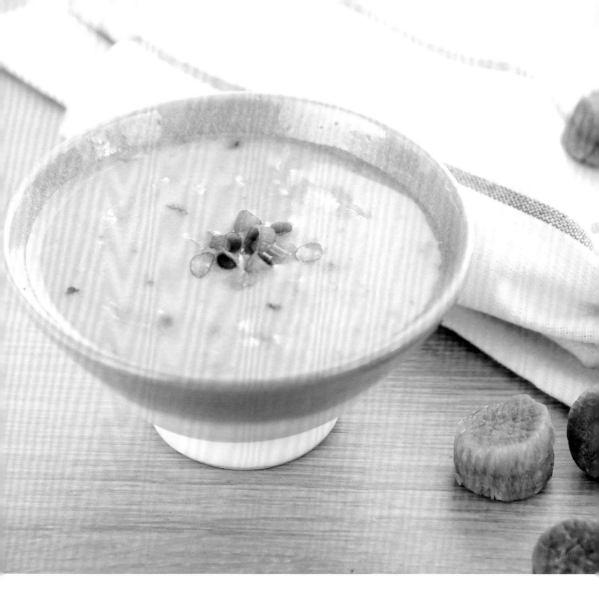

干貝陳皮粥糊

滋陰
補腎

補中
益氣

Tips：
白米洗淨後用少許油、鹽略醃才
煮，粥煲好後會更為香滑。干貝買
回來後最好先浸軟，連浸水隔水蒸
1小時，再分包存放冰格，可隨時
取用，蒸好的干貝絲會香滑無渣。

材料（1~2人量）

蒸好的干貝	3 粒
陳皮	1 小塊
白米	60 克

醃料

油、鹽	各少許

做法

1. 陳皮浸軟，切絲；干貝拆絲；白米洗淨，用油、鹽略醃。

2. 用 6 碗水將全部材料放入電鍋煮成稀粥，用攪拌機將粥攪拌成糊狀即可食用。

飲食宜忌

本品鮮甜，易於吸收。對手術後體力未恢復、食慾不振、心煩口渴、失眠多夢者有益。一般人士可食用，但痛風者不宜食用干貝。

認識食材

白米

含有醣類、維生素 B 群、維生素 E、鈣、磷、鉀等營養素。加工過於精細的白米，會損失很多胚乳與糊粉層的營養成分，營養價值較低，最好與糙米等搭配食用，才能兼顧營養。

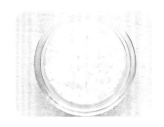

藕粉小米粥

材料（1~2 人量）

藕粉	2 湯匙
枸杞	10 粒
小米	60 克
白米	10 克

調味料

砂糖	適量

做法

1. 小米沖洗後用水浸 30 分鐘；白米洗淨；藕粉用冷水混開；枸杞浸洗。

2. 用 6 碗水將小米、白米連浸的水煮 1 小時，加入枸杞、藕粉水及砂糖調勻至糖溶即成。

飲食宜忌

本品對需要半流質飲食者最為適合，不但能減少手術創口疼痛及出血問題，更有助減少排便疼痛和出血，助腸道恢復，對腸道手術如內外痔、肛瘻、肛周膿腫等手術者均有裨益。任何手術者可食。

認識食材

藕粉

益胃健脾、養血補益、止瀉等功能。對食慾不振、脾虛泄瀉、吐血、高血壓、肝病、缺鐵性貧血、營養不良者均有益。但藕粉多數味甜，故肥胖、糖尿病者宜少吃。藕粉含有大量鐵質和還原糖等成分，與空氣接觸後極易氧化變微紅色，但如果呈玫瑰紅色，可能加了色素染色而成。藕粉存放久了會由微紅變為紅褐色，只要不受潮霉變都可以食用。

小米

最能健脾養胃的滋補米，含維生素 B_1、B_{12} 等，具有防止消化不良和口角生瘡的功效；同時可防止反胃、止嘔。還有滋陰養血的功能，適合老人、病人和婦女。但氣滯及體質偏寒者忌食。

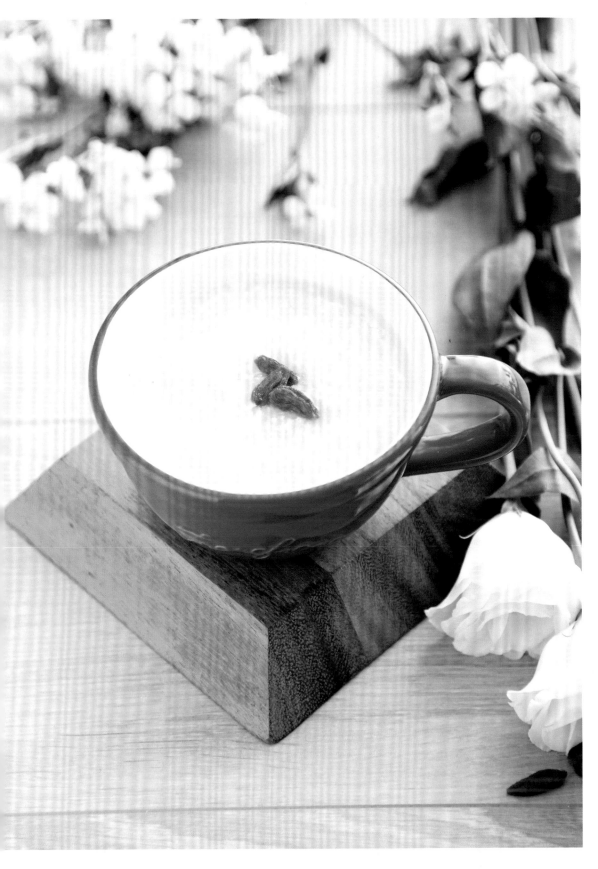

菠菜鱸魚濃湯

養陰補血　加快康復

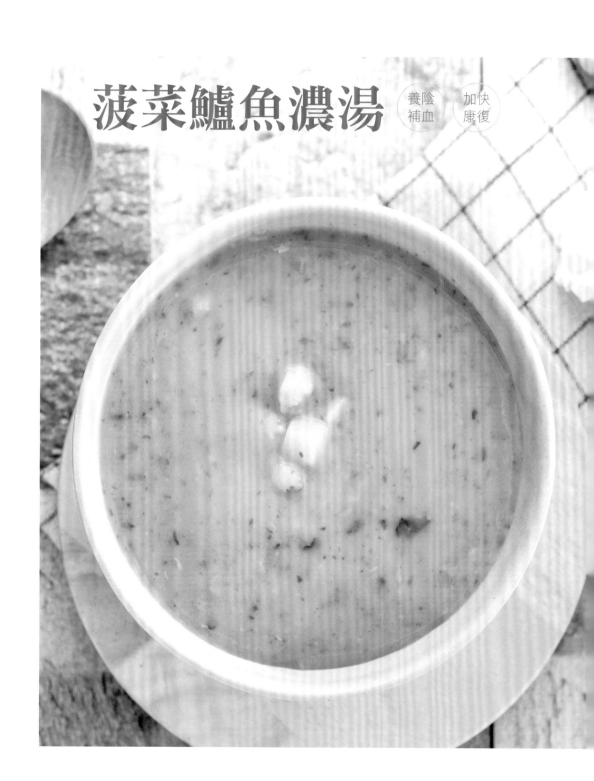

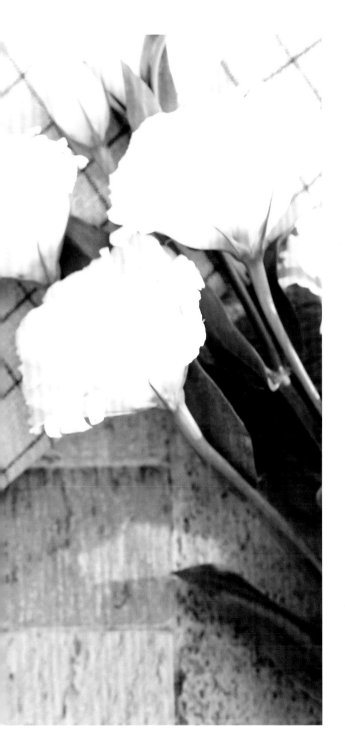

材料（2人量）

菠菜	50克
海鱸魚	100克
淡奶	100毫升
麵粉水	1湯匙

調味料

油、鹽　　各少許

做法

1. 菠菜洗淨切碎；海鱸魚隔水蒸熟，取肉。

2. 用約3碗水加入菠菜及鮮魚肉煮7分鐘，加入淡奶、麵粉水及調味，煮至濃稠後熄火，用攪拌機攪成糊狀即可。

飲食宜忌

本品營養豐富，老少皆宜。對腸道手術後大便不暢、排便疼痛出血、貧血頭暈者均有益。但服薄血藥者忌食菠菜，以免引起出血症狀。

認識食材

鱸魚

含豐富蛋白質及各種微量元素，具補肝腎、益脾胃、化痰止咳等功效，對孕婦胎動不安、產後乳汁少均有幫助。海鱸魚療效較淡水鱸魚好。

此外，魚皮又含豐富膠質，能補充營養，調理傷口，保健身體，對手術後深層傷口癒合很有幫助。其他身體的創傷，如燙傷、挫傷、撕裂傷、撞傷和擦傷等，都可多吃鱸魚湯以加速修復和復原。但有皮膚病者不宜食。

菠菜

含豐富的葉酸、胡蘿蔔素及多種維生素和礦物質。有補血止血、利五臟、通血脈、止渴潤腸等功效。對病後或手術後貧血、肝虛目昏，或夜盲症者很有幫助。但服用薄血藥者忌大量食用。

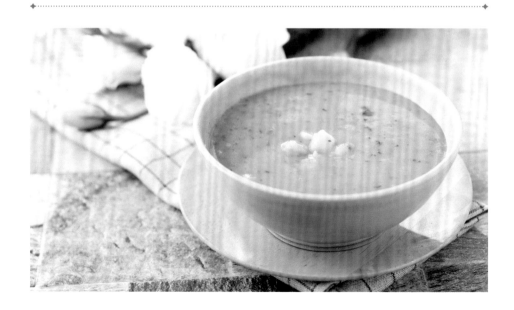

Chapter 7

手術後
澱粉類主食

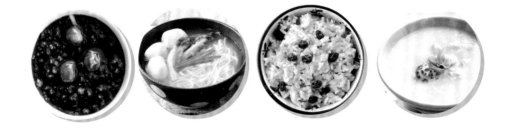

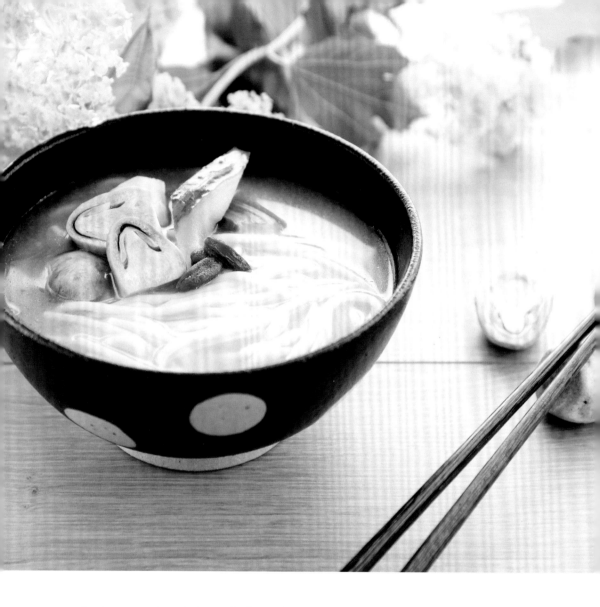

絲瓜草菇魚湯米線

清熱　　通利
化痰　　腸胃

Tips：
有些淡水魚有新鮮鯇
魚骨或鯪魚骨出售，
買些來熬湯，鮮味又
營養。

材料（2 人量）

絲瓜	半條
草菇	4 粒
枸杞	4 克
米線	200 克
鮮魚骨湯	3 碗

調味料

海鹽	1/2 茶匙

做法

1. 絲瓜削皮，切塊；草菇沖洗，剖開對半；枸杞浸洗。

2. 將魚湯煮滾，加入絲瓜、草菇、枸杞滾 10 分鐘，加入米線及調味，滾起即可。

飲食宜忌

本品清甜味美，老少皆宜。對手術後食慾不振、煩熱口乾、喉有濃痰、大小便不暢者有益。但脾胃虛寒者不宜。

認識食材

絲瓜

清熱化痰、涼血、解毒。絲瓜中含有干擾素的誘生劑，能刺激人體產生干擾素，對抗病毒、抗癌。老身絲瓜能通經絡、利血脈，治療筋骨酸痛。但絲瓜寒涼，且含有植物黏液甚多，若將絲瓜煮至半熟食用，易引起肚痛腹瀉，故絲瓜必須煮熟才食。

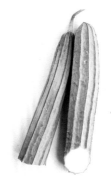

南瓜葡萄乾飯

補中　　排毒
益氣　　養顏

材料（2人量）

南瓜	150克
白米	1杯
葡萄乾	2湯匙

調味料

油、鹽　　各少許

做法

1. 南瓜去皮去籽，切粗粒；白米洗淨，用少許油、鹽略醃。

2. 南瓜與白米加1杯水煮成飯，拌入葡萄乾即可。

◆·········· 飲食宜忌 ··········◆

本品香甜美味，老少皆宜。對手術後氣血不足、貧血、面色蒼白、咽乾煩渴、大小便不利、風濕痹痛者有益。一般手術者可食，濕重者不宜食。

◆·········· 認識食材 ··········◆

葡萄乾

補益氣血、滋陰生津、強筋健骨、通利小便。對氣血虛弱、肺虛久咳、肝腎陰虛、心悸盜汗、腰腿酸痛、小便不利等有益。葡萄還中含有一些抗癌物質，防止癌細胞擴散。但糖尿病者忌食。

南瓜含有豐富果膠，果膠能黏結體內細菌毒性和其他有害物質，如鉛、汞、鎘和放射性元素等，並能促進胃腸道潰瘍癒合，故很適合手術後食用。南瓜飯中加入葡萄乾，除可益補外，更能增加甜味及口感，但宜煮好飯才拌勻食用，否則煮太久葡萄乾會變酸。

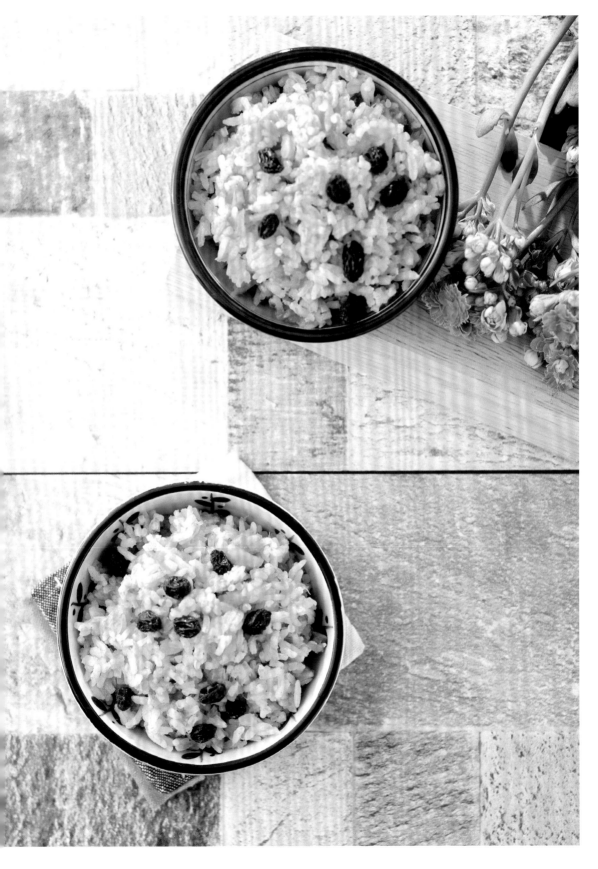

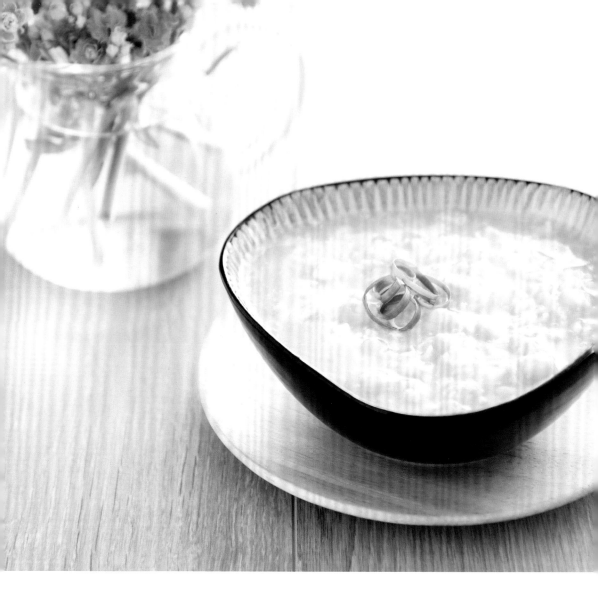

雞茸玉米燕麥片

補中　　增強
益氣　　體力

材料（1~2 人量）

新鮮雞柳	50 克
玉米粒	2 湯匙
燕麥片	20 克

醃料

蛋白	1 個
海鹽、玉米粉	各少許

做法

1. 鮮雞肉剁碎，用醃料醃入味；玉米粒解凍。

2. 燒熱 2 碗水，加入玉米粒、燕麥片，煮 5 分鐘，最後加入醃好的雞肉碎，待雞肉變白色即可熄火，燜片刻可食用。

◆ 飲食宜忌 ◆

本品營養豐富，不肥膩又易消化，對手術後可以進食澱粉質食物的患者很有益。一般手術者都可以食用，但腎臟手術及尿酸過高者宜少吃麥皮。

◆ 認識食材 ◆

雞柳

脂肪含量較少，蛋白質含量高，肉質細嫩。如果用蛋白等調味醃過，加上盡量縮短烹調時間，雞肉會更加嫩滑美味。

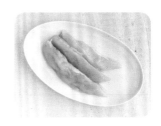

干貝蛋白薑茸炒飯

滋陰　　健脾
潤燥　　暖胃

材料（2人量）

煮好的干貝	3~4 粒
蛋白	2 個
薑茸	1 湯匙
芥蘭	3 條
冷飯	2 碗
米酒	少許

調味料

海鹽	1 茶匙

做法

1. 蒸煮好的干貝拆絲；蛋白打勻；芥蘭洗淨，切粒。

2. 燒熱油，爆香薑茸，加入芥蘭、干貝絲及冷飯炒香，放酒加調味及蛋白液，炒至香味溢出、夠熱即可。

Tips：
炒飯不黏鍋的祕訣是先將鍋燒至很熱，倒 1 匙冷油入鍋再迅速將油倒出，讓油溫不致過熱，然後加飯及配料來炒，炒好的飯不會太油膩，而且不會黏鍋。

◆ 飲食宜忌 ◆

本品鮮味可口，老少皆宜。對手術後體力未恢復、胃口未開、神疲乏力、心煩口渴者很有益。任何手術者皆宜食用。

◆ 認識食材 ◆

干貝

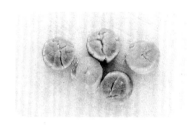

有消脂降壓、消食、抑制腫瘤、養陰補虛的功效。對胃口欠佳、營養性水腫、氣血虛弱或病後、手術後體力未恢復需要調補者很適合。對失眠多夢、夜尿頻多等陰虛症亦有幫助。但痛風者不宜食。

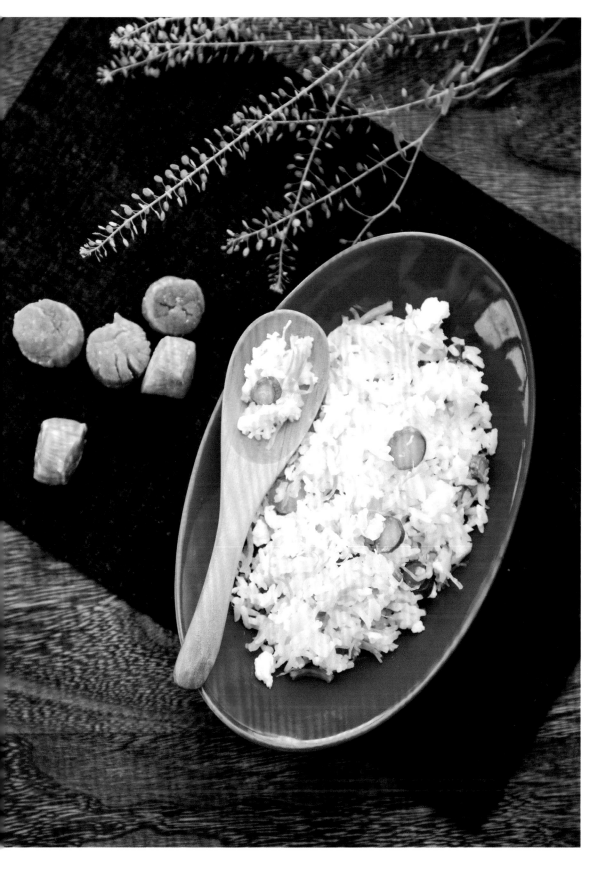

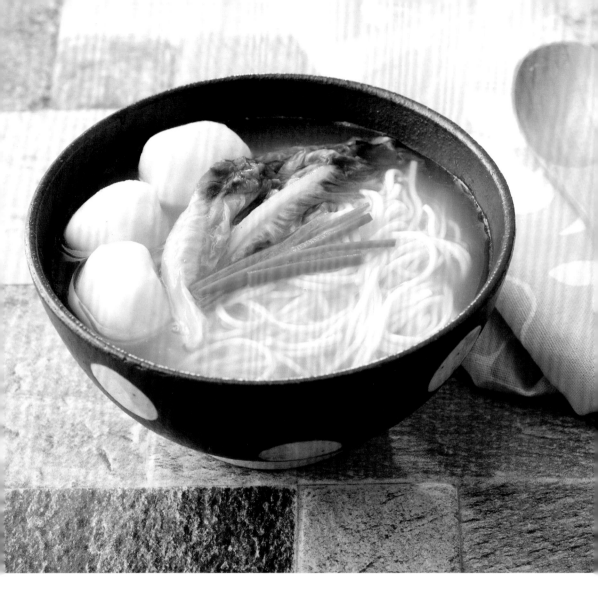

大陸妹魚丸麵

養血　　清熱
止血　　除煩

材料（2人量）

大陸妹	50 克
拉麵	150 克
鮮魚骨湯	3 碗
魚丸	8 粒
薑絲	半湯匙

調味料

海鹽	半茶匙

做法

1. 大陸妹洗淨；拉麵放入開水中煮至熟，撈出沖水，瀝乾。

2. 燒滾鮮魚骨湯，放入魚丸、薑絲及菜煮 10 分鐘，最後加調味及拉麵煮熟即可。

飲食宜忌

本品鮮味可口，老少皆宜。對手術後腸胃燥熱、心煩口渴、貧血頭痛、大便澀滯不通者有益。一般人士可食用。

認識食材

麵食種類繁多，最好選購不經油炸，無過分加工，簡單以水及澱粉製成的麵食較為健康。

龍眼紫米粥

補益　養血
心脾　安神

材料（2人量）

龍眼肉　　10 粒
紫米　　　100 克

做法

1. 龍眼肉沖洗；紫米略為沖洗，用清水浸。
2. 龍眼肉、紫米連浸米水共 6 碗水煮 1 小時即可供食。

飲食宜忌

本品香滑軟糯可口，對手術後精神不振、口渴咽乾、神疲乏力、貧血、流虛汗、心悸失眠者有益。任何手術者可食。

認識食材

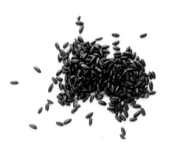

紫米

被稱為「補血米」，特別適合失血、體虛乏力、心悸氣短、流虛汗者食用。糯性紫米顆粒大而飽滿、黏性強，軟糯可口。紫米營養易溶於水，宜用冷水輕輕沖洗，不用揉搓，以免流失營養。

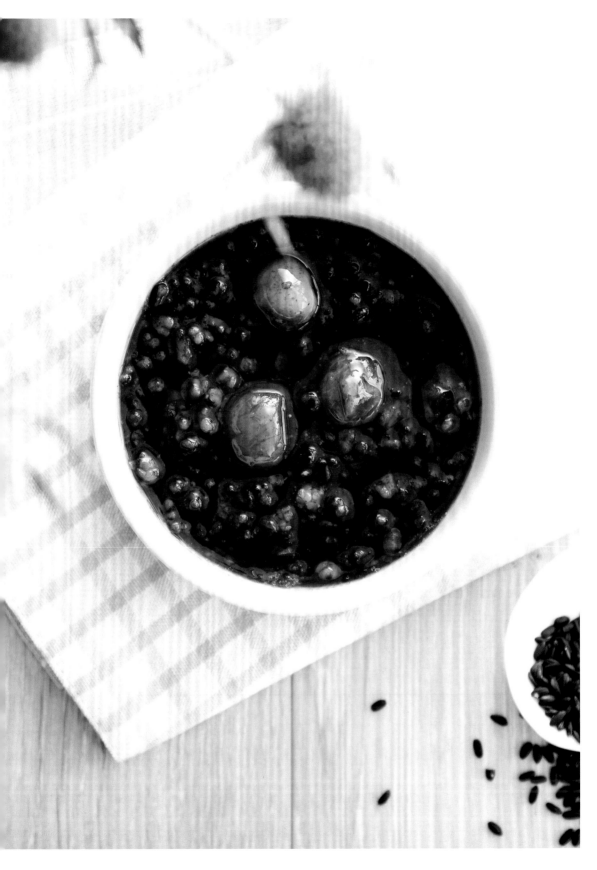

香菇滑雞粥

健腦益智　增強體力

材料（2人量）

小香菇	4 朵
有機雞腿	1 隻
白米	60 克
薑絲	1/2 湯匙
蔥絲	1/2 湯匙

醃料

海鹽	1/2 茶匙
胡椒粉	少許
玉米粉	1 茶匙

做法

1. 香菇浸軟，去蒂切絲；雞腿切丁，用醃料醃入味；白米洗後用少許油、鹽略醃。

2. 將香菇絲、薑絲、白米及雞腿骨加水煮成濃稠適度的粥，將雞腿骨取出，最後加入雞肉丁，煮 5～6 分鐘，撒入蔥絲即可。

> *Tips*：
> 有機雞肉特別鮮美且含激素少。用雞腿骨熬湯作粥底，更加鮮味。

◆────── 飲食宜忌 ──────◆

本品香滑可口，對手術後記憶力減退、失眠多夢、頭暈目眩、神疲乏力者有益。一般手術者可食，但痛風者不宜食菇類食物。

◆────── 認識食材 ──────◆

冬菇

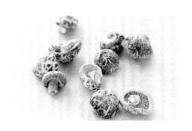

冬菇能益胃和中、化痰理氣。對治療食慾不振、身體虛弱、糖尿病、肺結核、傳染性肝炎、神經炎、小便失禁、便祕及癌腫患者有幫助。脾胃寒濕氣滯及痛風者忌食。

◆────────────────◆

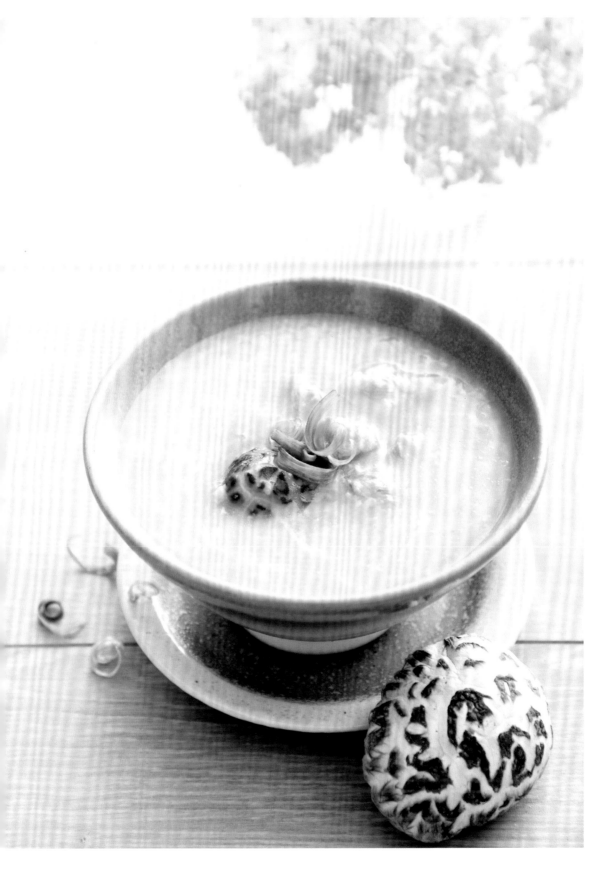

紅菜頭黑豬肉
義大利麵

補血　　滋補
養顏　　強壯

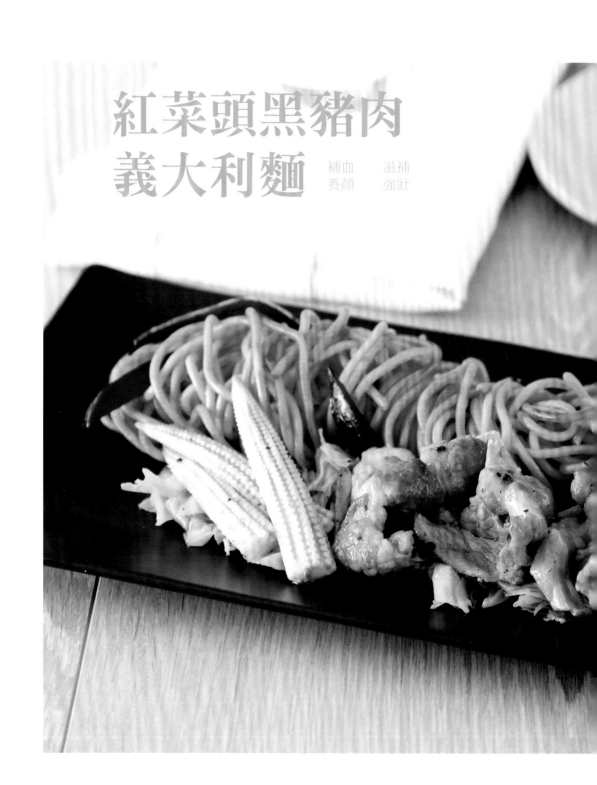

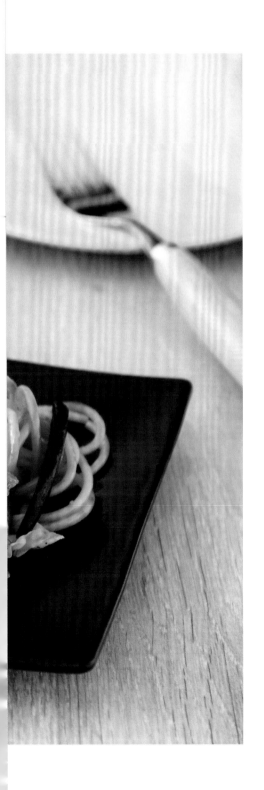

材料（2 人量）

紅菜頭	100 克
黑豬肉	100 克
玉米筍	4 條
花椰菜	30 克
義大利麵	150 克

醃料

醬油	1 茶匙
米酒	1 茶匙
玉米粉	適量

調味料

鹽	1/2 茶匙
黑胡椒粉	少許

做法

1. 紅菜頭去皮，洗淨後切絲；黑豬肉切薄片，用醃料略醃；玉米筍洗淨，剖開對半；花椰菜洗淨，切絲。

2. 義大利麵放入加了少許鹽的開水中煮至熟，撈出沖水，瀝乾。

3. 鍋中倒少許油，放入紅菜頭絲、麵，加入黑胡椒粉及鹽炒至麵變紅色，盛起。

4. 鍋中留少許油，放入黑豬肉炒香，再加入花椰菜、玉米筍炒熟，盛起放在麵旁。

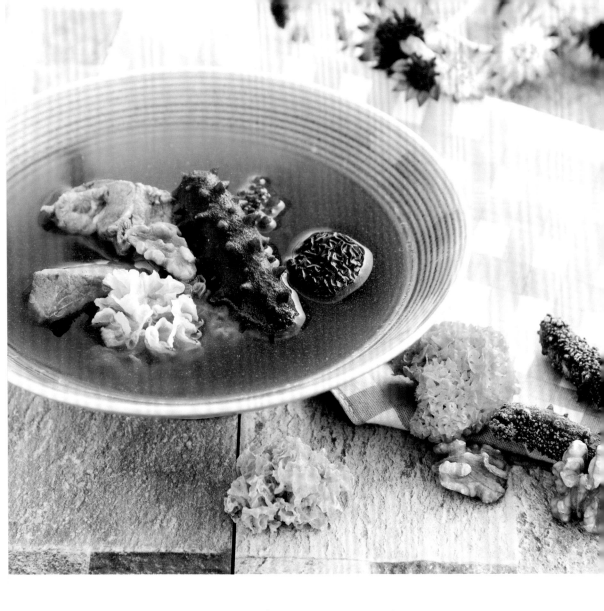

核桃銀耳燉海參

健脾　補血
固腎　潤燥

材料（2人量）

核桃肉	20 克
銀耳	9 克
南棗	4 粒
西施骨	150 克
浸發海參	2 條
生薑	3 片

調味料

海鹽	1/4 茶匙

做法

1. 核桃肉、銀耳浸洗，銀耳去蒂；南棗浸洗；西施骨、浸發海參氽燙。

2. 全部材料放入燉盅內，注入 3 碗開水，燉 3 小時，調味即可。

◆─────── 飲食宜忌 ───────◆

本品滋補美味，老少皆宜。對手術恢復期出現的氣血虧損、神疲乏力、失眠、記憶力衰退、小便頻數者有益。任何手術患者皆可食，但痛風者不宜食海參。

◆─────── 認識食材 ───────◆

海參

屬陰陽雙補之品，無論腎陽虛、腎陰虛者均適合食用。海參含多醣物質，能抗放射損傷，促進造血功能、降血脂和有抗癌功效，對電療後虛不受補、氣血兩虛者甚為有益。

南棗

養脾、平胃氣、潤心肺、止咳嗽、補五臟、治虛損等功效，能養陰補血而不易上火。但濕盛及脘腹脹滿者忌食。

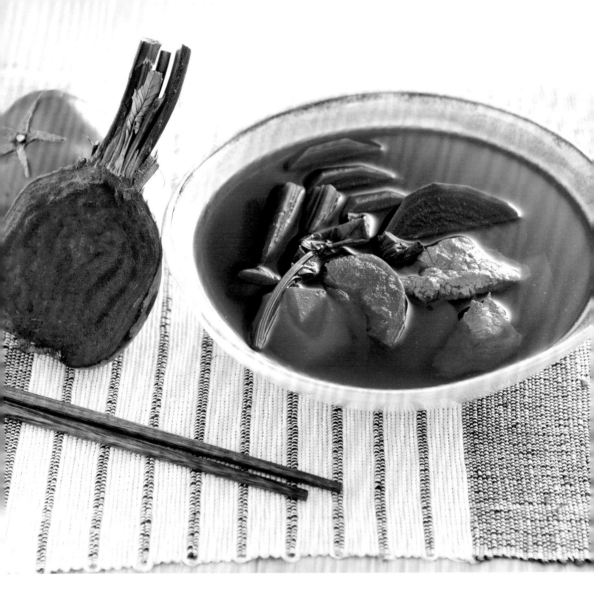

紅菜頭番茄馬鈴薯
瘦肉湯

健脾　　消脂
和胃　　降壓

材料（2人量）

紅菜頭	100 克
番茄	50 克
馬鈴薯	50 克
瘦肉	150 克
生薑	2 片

調味料

海鹽	1/4 茶匙

做法

1. 紅菜頭、番茄、馬鈴薯去皮切塊；瘦肉切片，汆燙。

2. 全部材料用 6 碗水煮 1 小時，調味即可。

飲食宜忌

本品甘甜，老少可服。對手術恢復期出現氣血虛弱、面色蒼白、血壓不穩、食慾不振、腸胃蠕動慢者有益。腎病、糖尿病、低血壓患者慎服。

認識食材

紅菜頭

紅菜頭的部分營養在烹調過程中易於流失，而紅菜頭的枝葉含豐富的纖維素和各種營養素，因此可將枝葉洗淨切絲或切粒製成沙拉，這樣才不會浪費。

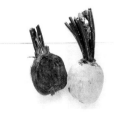

猴頭菇燉烏骨雞

健脾養血 滋補肝腎

材料（2人量）

猴頭菇	2 朵
紅棗	6 粒
干貝	2 粒
烏骨雞	半隻
生薑	2 片

調味料

海鹽	1/4 茶匙

做法

1. 猴頭菇浸洗；紅棗去核；干貝浸軟；烏骨雞洗淨，去皮斬件後汆燙。

2. 全部材料放入燉盅內，注入 3 碗開水，隔水燉 2 小時，調味即可。

飲食宜忌

本品清香味美，老少皆宜。對消化系統手術後體虛血虧，神疲乏力，或其他癌腫電療期間食少神疲、口乾渴飲、潮熱骨蒸均有益。但癌症屬濕熱毒盛者不宜飲用。

認識食材

烏骨雞

補益肝腎、養陰退熱的功效。其肉味鮮美，既可作珍饈美饌，又被視為婦科聖藥，對婦女白帶症、不育症、月經不調、產後虛弱均有良效，亦是手術後滋補佳品，但外感發熱者不宜。烏骨雞的營養價值遠高於一般雞隻，肉質細嫩。宜買無激素飼養、外國進口、有認證的急凍有機雞，在大型有信譽的急凍肉食超市有售。

猴頭菇

它能降低血液中膽固醇和甘油三酯含量，調節血脂，利於血液循環，防治心血管病，並能抑制癌細胞生長，防治癌症，尤其是消化道癌症。一般人士可食，但對菇類敏感者宜少吃。

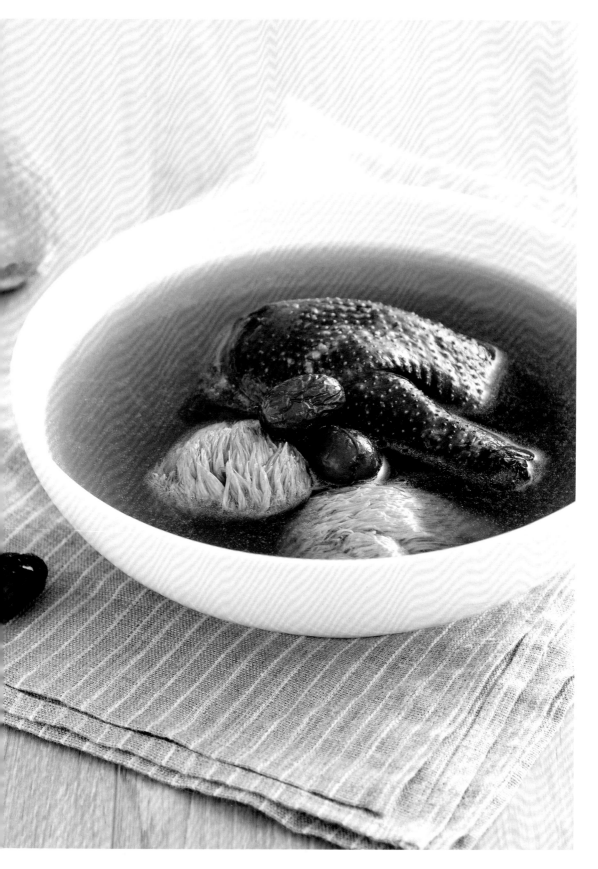

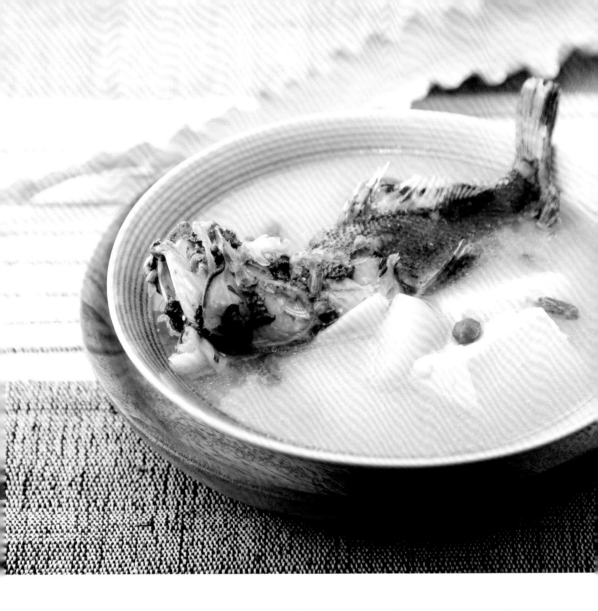

佛手瓜豆腐石崇魚湯

理氣
和中

滋補
強身

材料（2人量）

佛手瓜	1 個
豆腐	1 塊
石崇魚	半斤
枸杞	3 克
生薑	2 片

調味料

海鹽	1/4 茶匙

做法

1. 佛手瓜去皮切塊；豆腐沖洗切塊；石崇魚洗淨，用少許油煎香。

2. 燒熱大滾水，放入全部材料煮約 1 小時，調味即完成。

飲食宜忌

本品鮮甜美味，老少皆宜。對手術恢復期出現肝鬱氣滯、焦慮不安、脘腹脹痛、傷口疼痛者有益。任何手術患者均可服用，尤其是剖腹產產婦，傷口痛、發炎，喝石崇魚湯，康復得很快。

認識食材

石崇魚

石崇魚有少許像石狗公，但形狀較醜陋。石崇魚功能健脾補腎，含豐富的蛋白質，對手術後深層傷口癒合很有幫助，但其刺有毒，被刺到會產生劇痛，因此購買時最好請攤販代為處理。石崇魚配合營養成分較全面的佛手瓜同煮，清潤而不滋膩。一般人士可食。

枸杞

補肝明目，對腰膝酸軟、頭暈健忘、目眩、目昏多淚、消渴、遺精等症有益。常食有助提高身體免疫力，且能抑制癌細胞生長和突變，具有延緩衰老、防脂肪肝、調節血脂和血糖的功效。但感冒發燒、身體有炎症及腹瀉者忌用。

淮杞花膠燉土雞

健脾　滋補
補血　強壯

材料（2人量）

淮山	38 克
枸杞	6 克
浸發花膠	100 克
紅棗	6 粒
陳皮	1 塊
土雞	半隻

調味料

海鹽	1/4 茶匙

做法

1. 淮山、枸杞浸洗，陳皮浸軟、去瓤；花膠汆燙；紅棗去核；土雞斬大塊汆燙。

2. 全部材料放入燉盅內，注入 3 碗開水，燉 3 小時後調味。

◆ 飲食宜忌 ◆

本品鮮甜味美，老少可食。對手術恢復期間出現神疲乏力、貧血、面色蒼白、腰膝痠軟、瘀血未散者有益。但脾胃消化力弱者宜少吃花膠，以免難以消化。

◆ 認識食材 ◆

土雞

是指放在山野林間、果園的肉雞，街市偶有售賣，土雞的營養較一般雞隻高，適合體弱消瘦、免疫力低、記憶力下降、貧血、水腫及發育遲緩的兒童食用；亦可用有機雞隻代替。但外感發熱、血脂高者不宜食。

花膠

富含蛋白質、磷質及鈣質，對肺腎虛弱，貧血等均有功效。選購以色澤微黃油潤、無破損、無白斑者為佳。

乾淮山

一般煮餚入饌以新鮮淮山為佳，它的補胃滋陰生津功效較強；藥用則宜採用乾淮山，它的健脾止瀉功效較佳。一般人士都可食用，但便祕者宜少吃。

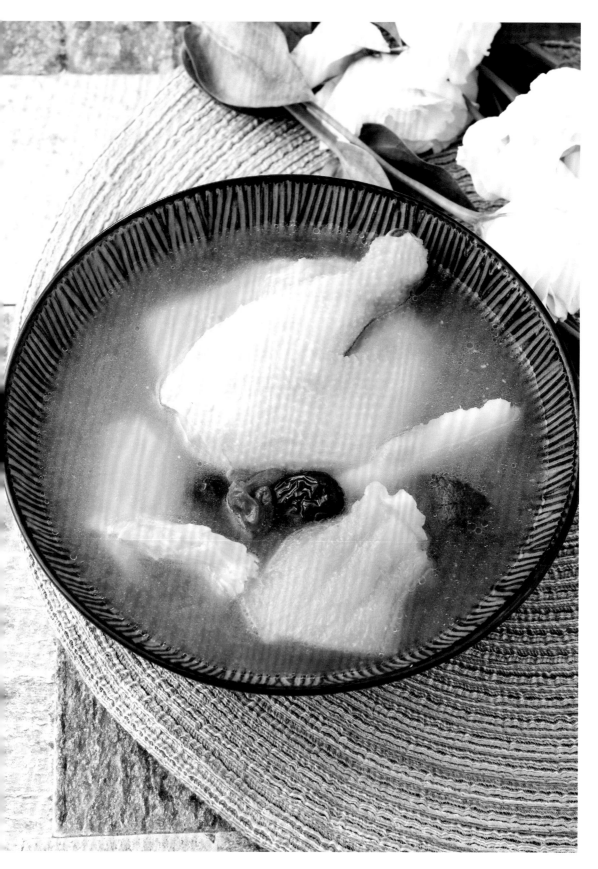

茶樹菇荸薺胡蘿蔔瘦肉湯

健脾　清熱
補腎　抗癌

材料（2人量）

茶樹菇	20 克
荸薺	6 粒
杏仁	10 克
胡蘿蔔	1 條
瘦肉	150 克

調味料

海鹽	1/4 茶匙

做法

1. 茶樹菇浸洗，去蒂；荸薺、胡蘿蔔去皮，切塊；杏仁沖洗；瘦肉切片，汆燙。

2. 全部材料用 1 公升水煮 30 分鐘，調味即可。

◆────── 飲食宜忌 ──────◆

本品清甜好味，老少可飲。對手術恢復期出現腎虛、小便不利、尿頻、水腫、肺弱、氣喘痰多，以及對癌症康復病人有益。但對菇類敏感者不宜。

◆────── 認識食材 ──────◆

茶樹菇

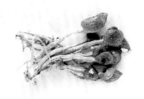

它有健脾止瀉、補腎滋陰的功效，對尿頻、腎虛、水腫、風濕等症有獨特的食用療效，能緩解孩子尿床，並能提高人體免疫力，增強抗病能力。它含有人體所需 17 種氨基酸和十多種礦物質微量元素及抗癌多糖，其營養價值和保健功效均高於其他食用菌。但茶樹菇屬動風食物，過敏體質者忌食。宜挑選味道清香無霉味、菇身比較粗大、淡棕色者。

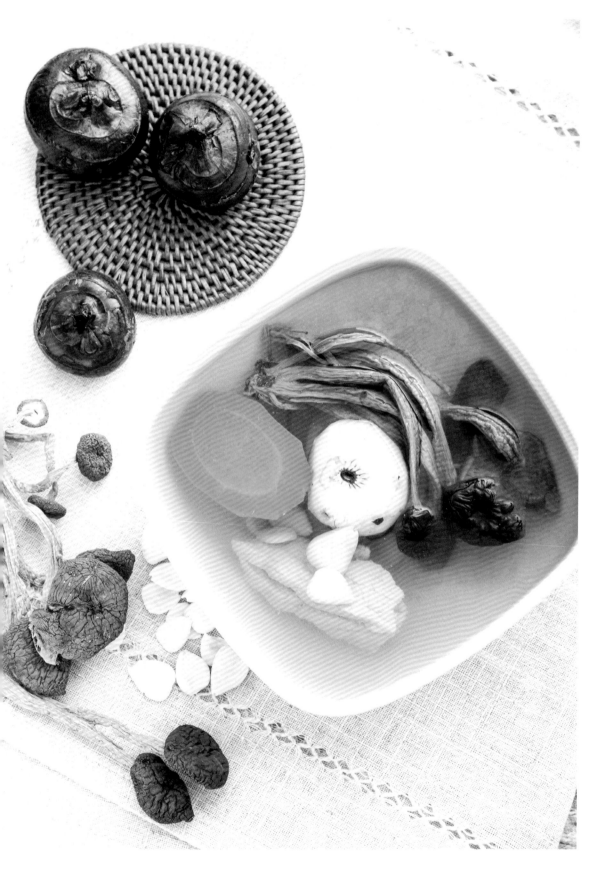

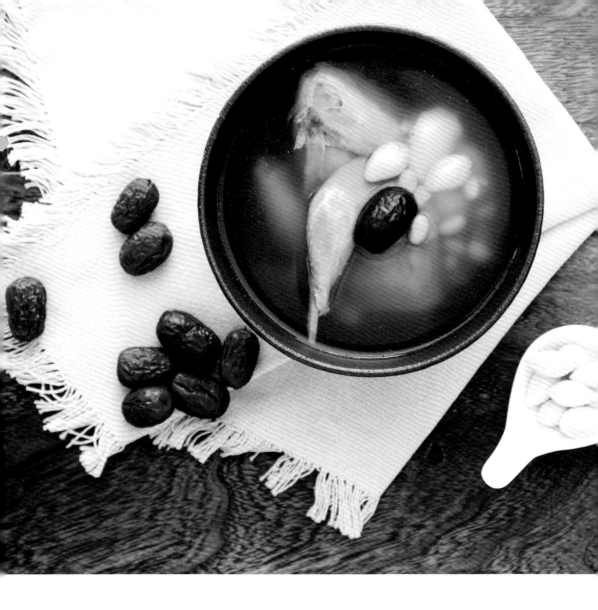

白果百合鷓鴣湯

滋補
五臟
養肺
安神

材料（2人量）

白果	15 粒
百合	30 克
黃豆	30 克
生薑	3 片
紅棗	4 粒
鷓鴣	1 隻

調味料

海鹽	1/4 茶匙

做法

1. 白果去芯，沖洗；百合、黃豆分別浸洗；紅棗去核；鷓鴣洗淨，汆燙。
2. 全部材料用 7 碗水煮 2 小時，調味即可。

飲食宜忌

本品滋潤美味，老少皆宜。對手術恢復期出現的肺氣弱、容易咳喘、夜尿多，精神不振、失眠多夢者有益。任何手術患者可服用，但痛風者不宜用黃豆。

認識食材

白果

收斂、化痰、止咳、定喘、止尿、止帶等功效。因果肉含有氫氰酸，故不能生食，而且必須去芯才可減少毒性，成人每次食用 15 粒為限。

鷓鴣

含有豐富的蛋白質、脂肪，且含有人體必需的 18 種氨基酸和較高的鋅、鍶等微量元素，具有壯陽補腎、強身健體的功效。民間把鷓鴣作為健脾消疳積的良藥，治療小兒厭食、消瘦、發育不良效果顯著。一般人士可食。

百合

養陰潤肺，清心安神。對陰虛久咳、痰中帶血、虛煩驚悸、失眠多夢、精神恍惚有幫助。百合對白細胞減少症有預防作用，能升高血細胞，對化療及放射性治療後細胞減少症有治療作用。但風寒咳嗽、脾虛便溏者忌食。

鮑魚枸杞菊花湯

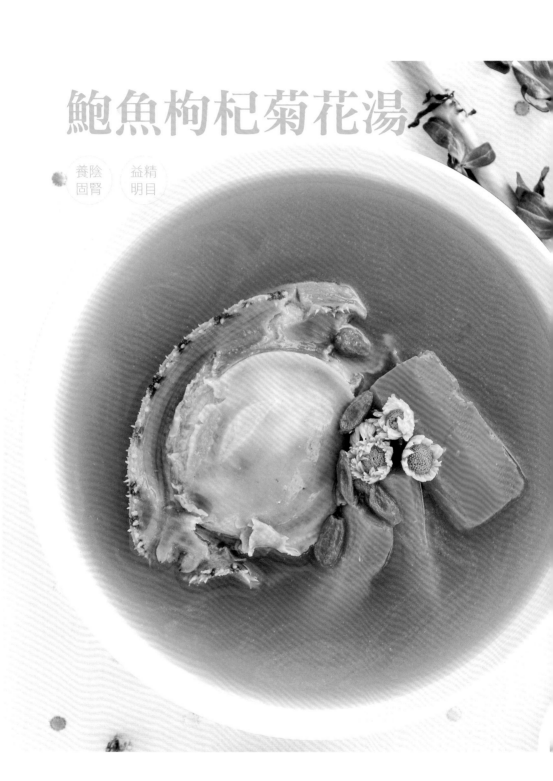

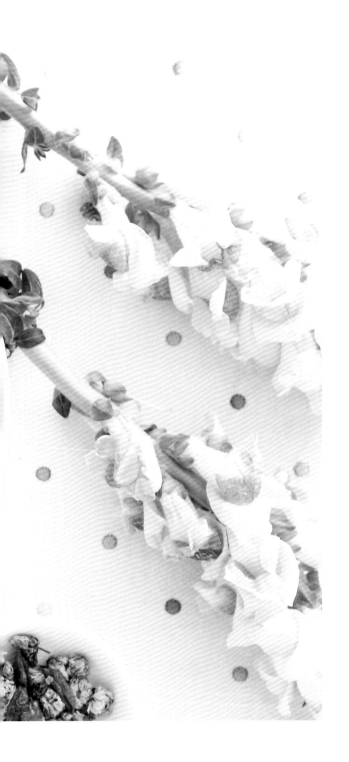

材料（2人量）

青邊鮑魚	1 隻
胡蘿蔔	1 條
枸杞	5 克
菊花	6 克
生薑	3 片

調味料

油、鹽　　各少許

做法

1. 枸杞、菊花分別浸洗；
   鮑魚去腸頭，洗淨後
   汆燙；胡蘿蔔去皮切
   塊。

2. 鮑魚、胡蘿蔔和薑片
   先用 7 碗水煮 2 小時，
   加入枸杞、菊花，再
   煮 5 分鐘，調味即可。

本品滋補美味，老少可服。對手術恢復期出現目赤腫脹、視物昏花、血壓不穩、夜尿頻、氣虛哮喘、高血糖症狀及癌症患者有益。但痛風尿酸高者忌服。

鮑魚

鮑魚肉中含有一種被稱為「鮑素」的成分，能夠破壞癌細胞必需的代謝物質，故有抗癌作用。青邊鮑宜整隻一齊煲煮，煮好才切片，肉就不會老。

鮑魚的外殼即中藥「石決明」，有平肝清熱、明目去翳的功效，所以如用鮮活的九孔鮑代替青邊鮑（大約7~8隻），最好連殼一齊煲。

菊花

菊花能散風清熱，平肝明目。菊花有極佳發散解熱之效，因此常用於外感風熱、畏寒、微汗等感冒初期症狀，對預防感冒也有效。但菊花性寒，體質偏寒者慎用。

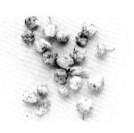

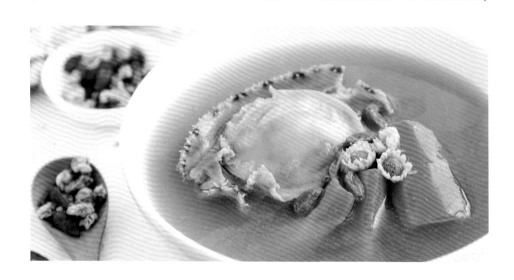

Chapter 9

電療、化療期
飲食調理

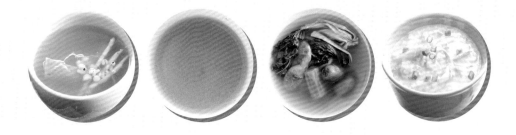

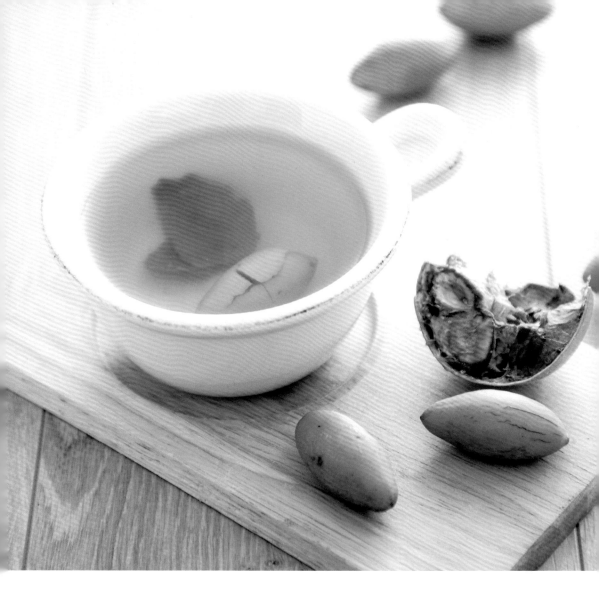

青欖金羅漢果水

清肺
利咽

生津
止渴

材料（2 人量）

青欖	8 粒
金羅漢果	1/2 個

調味料

海鹽	1/4 茶匙

做法

1. 青欖洗淨，用刀背略拍鬆；羅漢果切碎。

2. 將材料用 5 碗水大火煮 30 分鐘即可供服。

飲食宜忌

本品清甜，老少皆宜。對任何癌症電療、化療後咽乾喉燥、口苦、吞咽困難、便祕者皆有幫助。但脾胃虛寒者需加陳皮及生薑才可服用。

認識食材

羅漢果

羅漢果有良好的利咽抗癌作用。傳統啡黑色的羅漢果經過高溫烘焙，會有點煙燻味。「金羅漢果」用低溫（攝氏40~50 度）經 4~5 小時烘乾，能保留原果營養和味道，蜂蜜般清甜。它有清肺潤腸、利咽喉、降血糖、生津止渴等功效。可治喉痛、聲沙、氣管炎、哮喘、咳嗽、胃熱、便祕、急性扁桃體炎等症。但脾胃虛寒者不宜。金羅漢果在大型中藥店或售賣烘焙生果乾的專門店有售。

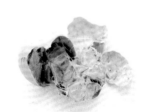

青欖

橄欖的果實從幼到成熟，總是呈青綠色，故俗名青果。在果品中，橄欖風味獨特，初入口苦澀，稍嚼後轉為清香，滿口生津。青欖功能生津液，除煩熱，開胃降氣，清咽止渴，解毒醒酒。能解一切魚鱉之毒。胃寒者宜少吃。

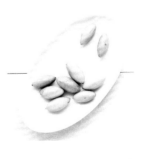

竹蔗茅根薏仁水

清熱解毒　利水消腫

材料（2人量）

竹蔗	120 克
鮮茅根	120 克
生薏仁	30 克

做法

1. 竹蔗洗淨，破開；鮮茅根洗淨，切段；薏仁浸洗。

2. 燒熱 6 碗水，放入材料，以大火煮滾後改用中火煮 40 分鐘成 2 ～ 3 碗即可。

飲食宜忌

本品清甜，對癌症者出現口渴咽乾、煩躁口苦；或其他癌症電療期間喉嚨潰爛、吞咽困難者很適合，對白血病（血癌）出血傾向屬熱症亦很有益。但若患者體質偏寒及夜尿多者不宜。孕婦亦不宜吃薏仁。

認識食材

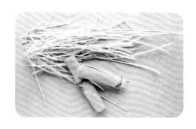

竹蔗、茅根

竹蔗茅根水是很普遍應用的保健涼茶，並不適合所有人的體質，尤其是體質偏寒者。超市賣的瓶裝竹蔗茅根水含糖量過高，常服用反而對健康不利。

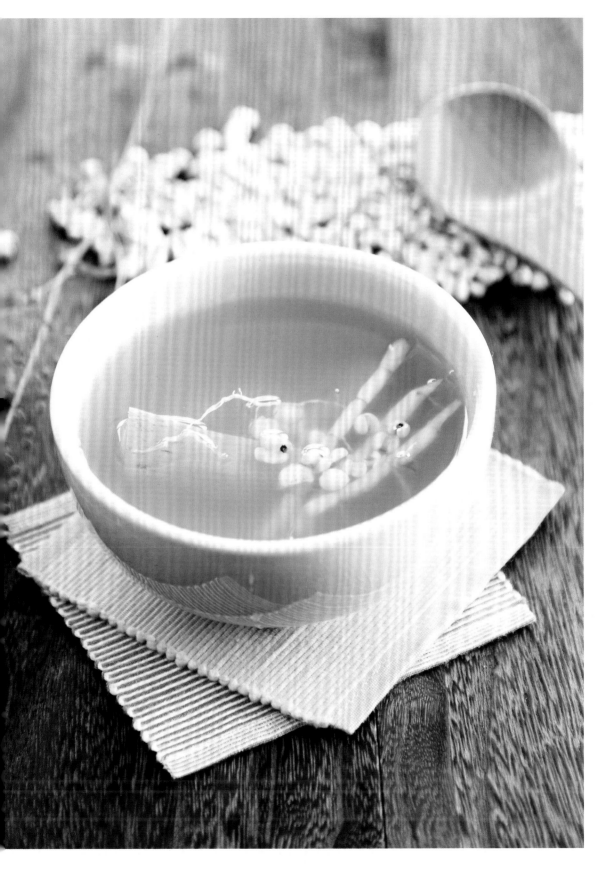

葡萄藕汁

養血
益氣

涼血
祛瘀

材料（2 人量）

鮮榨葡萄汁　150 克
鮮蓮藕　　　200 毫升

做法

1. 將新鮮葡萄洗淨，連皮、連核一起榨汁；鮮蓮藕去皮洗淨，榨汁。

2. 將兩種汁放入煲內，加 100 毫升水，慢火煮滾即可，待涼才飲。

Tips：
蓮藕以粗壯者為佳，用蓮藕第二節榨汁最好。揀選蓮藕，皮要黃褐色，肉肥厚而白，如皮色發黑，有異味者不宜食用。

◆────── 飲食宜忌 ──────◆

本品清潤，老少皆宜，一般人士均可服。對癌症電療、化療後出現出血現象、胃潰瘍、胃口不振、貧血體虛者有益，尤其是婦女卵巢癌者可常服。

◆────── 認識食材 ──────◆

鮮葡萄

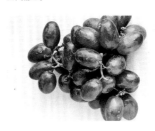

補氣、養血、健脾、強心。所含微量元素白藜蘆醇可防止細胞癌變，阻止癌細胞擴散。而鮮榨葡萄汁可以幫助器官移植手術患者減少排異反應，促進早日康復。

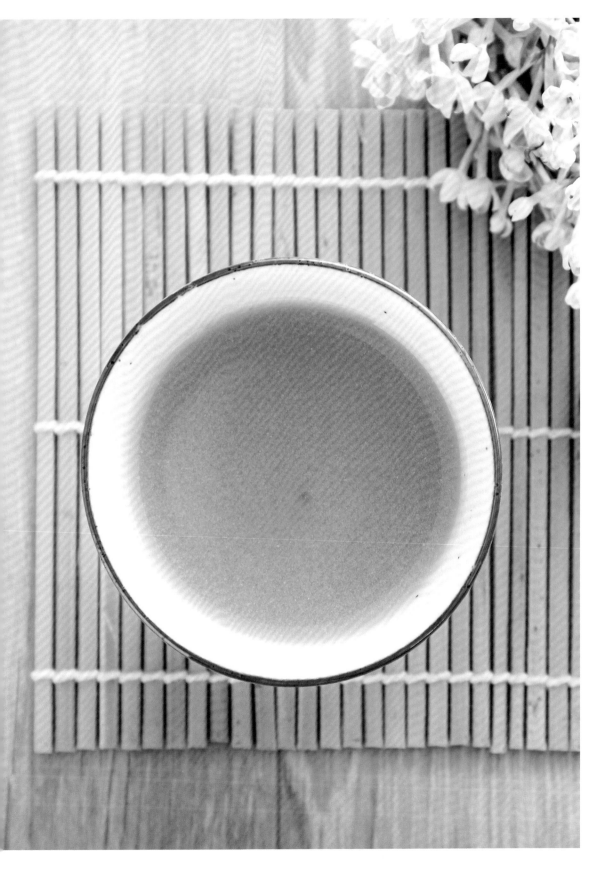

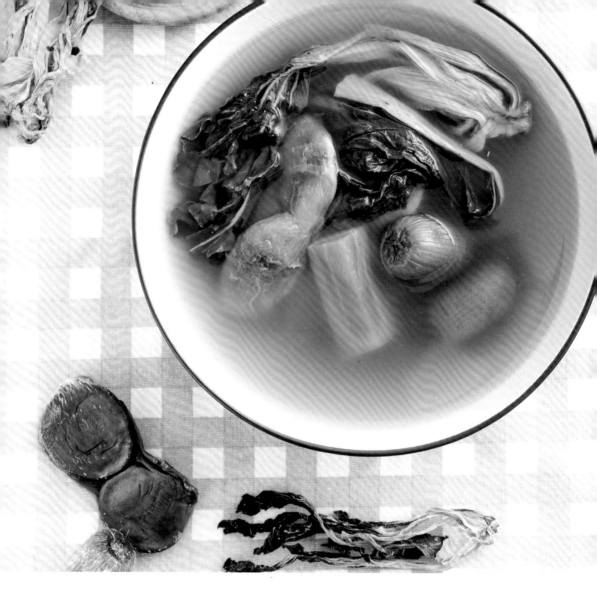

菜乾胡蘿蔔鴨腎湯

滋陰
潤燥

養胃
消食

材料（2~3 人量）

白菜乾	60 克
胡蘿蔔	1 條
瘦肉	100 克
陳鴨腎	2 個
蜜棗	2 粒

調味料

海鹽	1/4 茶匙

做法

1. 白菜乾浸洗淨，切段；胡蘿蔔去皮，切塊；瘦肉洗淨切片，與陳鴨腎一同汆燙。

2. 全部材料用 1 公升水煮 30 分鐘，調味即可。

飲食宜忌

本品鮮甜可口，老少皆宜。對胃癌屬胃陰不足，其他癌腫電療期間和化療期間口乾口渴、消瘦、不思飲食、食難消化等均有幫助。任何癌症患者可服。

認識食材

白菜乾

清胃熱、養胃陰。若便祕，影響腹部不適，心情煩躁等情況，或內臟有熱，引起頭痛、咽乾喉痛、胸骨或肋骨作痛等，都可以用白菜乾煲湯作舒緩。宜選購乾身有香氣的有機菜乾。

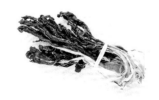

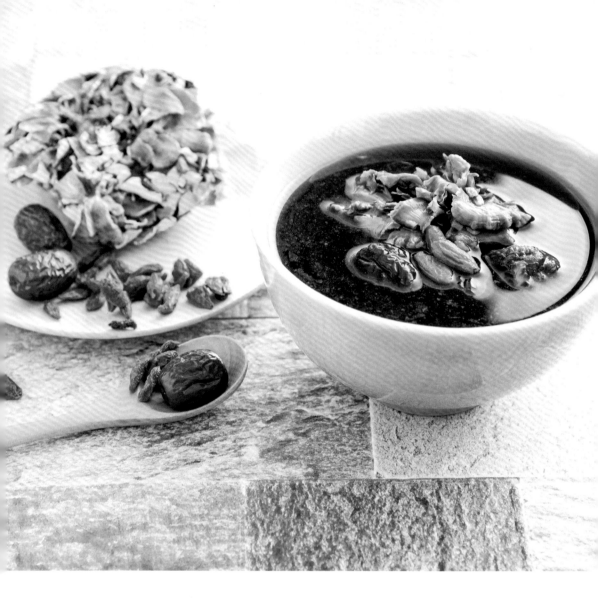

舞茸冬菇枸杞瘦肉湯

補虛
固表

益腎
抗癌

材料（2~3人量）

舞茸菇	1 朵
冬菇	4 朵
枸杞	3 克
紅棗	6 粒
陳皮	1 塊
瘦肉	200 克

調味料

海鹽	1/4 茶匙

做法

1. 舞茸菇、冬菇同浸洗，冬菇去蒂；陳皮、枸杞浸洗，陳皮去瓤；紅棗去核；瘦肉切片，出水。

2. 全部材料用 1 公升水煮 1 小時，調味即完成。

飲食宜忌

本品清香味美，老少皆宜。對抑制癌細胞的生長，減輕癌症電療、化療後對身體的副作用，提高機體免疫能力頗具療效。但對菇類敏感者忌服。

認識食材

舞茸菇、冬菇

舞茸菇、冬菇都是保健營養品，能增強人體免疫力，同時對患糖尿病、高血壓、肝病的人士有益。浸泡舞茸、冬菇的水不要倒掉，用來煲湯十分鮮美。

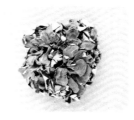

肉絲花膠粥

補益氣血 滋腎健脾

材料（2人量）

瘦肉	50克
浸發花膠	30克
白米	60克
薑	2片
葱粒	1小撮

醃料

鹽、胡椒粉、太白粉 各少許

調味料

海鹽　　1/4 茶匙

做法

1. 瘦肉切絲，用醃料醃 30 分鐘；浸發花膠切絲；白米洗淨用少許油、鹽略醃。

2. 白米、薑片用 6 碗水煮成濃稠適度的粥，放瘦肉絲、花膠絲煮至滾起，加入調味，撒上葱粒即可。

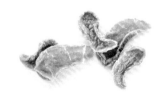

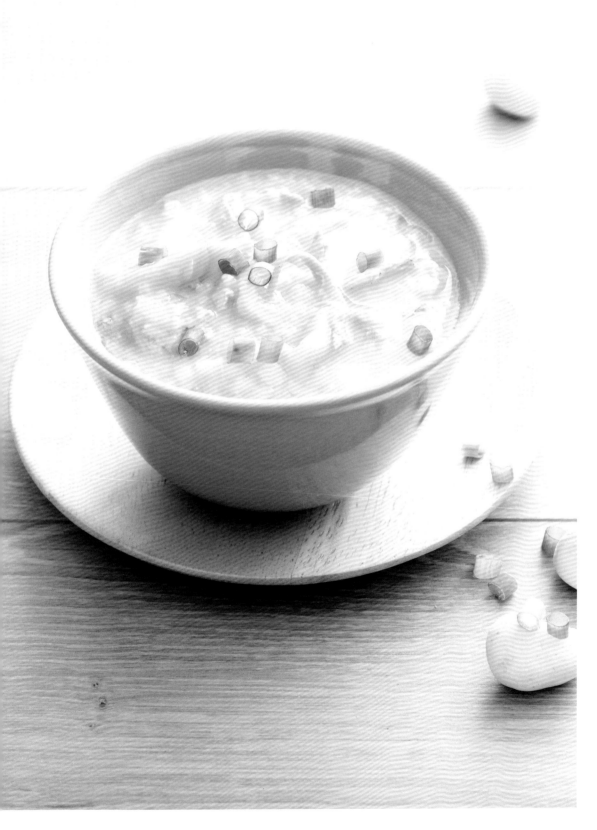

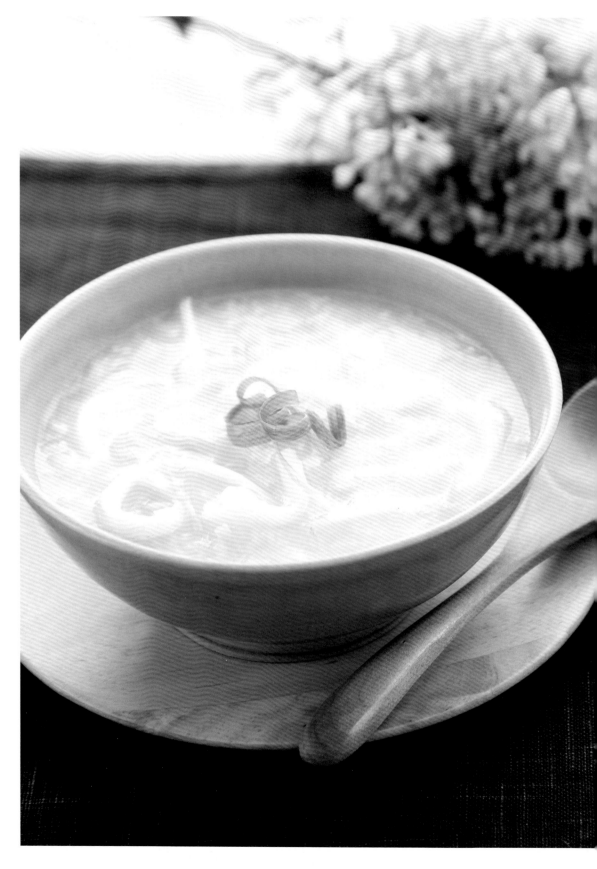

吻仔魚干貝粥

（健脾滋腎）（補肺益陰）

材料（2人量）

吻仔魚	200 克
干貝	2~3 粒
白米	60 克
薑絲、葱花各 1 湯匙	

調味料

海鹽	1/4 茶匙

做法

1. 吻仔魚洗淨，瀝乾；干貝浸軟，拆絲；白米洗淨，用少許油、鹽略醃。

2. 白米、干貝、薑絲用 6 碗水煮成濃稠適度的粥，加入吻仔魚和調味，滾起後撒上葱花。

飲食宜忌

本品香滑，老少皆宜。對胃癌、肺癌陰液不足，以及各種癌症患者電療期間或治療後陰虛內熱，口乾煩渴、消瘦食少、骨蒸潮熱、乾咳無痰等有幫助。但痛風者不宜。

認識食材

吻仔魚

健胃益肺、補虛損，含豐富的蛋白質及多種維生素，是癌症患者補虛損的良好食物。坊間傳聞有假的吻仔魚，吻仔魚在汆燙後，魚肉不會散掉，入口鬆軟滑順且少許爽口才是正貨。

番茄豆腐魚丸湯

清潤 生津　開胃 消食

材料（2人量）

番茄	120 克
豆腐	1 磚
虱目魚皮	100 克
香菜	1 個

調味料

海鹽	1/4 茶匙

做法

1. 番茄去皮，切塊；豆腐沖洗切塊；虱目魚皮做成一粒粒魚丸；芫茜去根，洗淨切段。

2. 燒熱 4 碗水，加入番茄、豆腐煮滾，再加入魚丸滾 10 分鐘，加調味，撒入香菜即可。

飲食宜忌

本品清香醒胃，老少皆宜。對各種癌症電療、化療期間和治療後胃津不足，食慾不振、口乾渴飲等均有幫助。如患者伴有嘔吐，可加少量薑汁或胡椒粉同用。一般人士可吃用，但痛風者宜少吃豆腐。

認識食材

番茄

番茄能健胃消食、生津止渴。它含豐富的營養成分和多量維生素 C，對煩躁、虛火上升、壓力大、睡不安寧都有不錯的緩解作用。番茄越紅，所含茄紅素越多，因此宜選購顏色鮮紅、皮薄、底部平滑不要尖起的番茄。

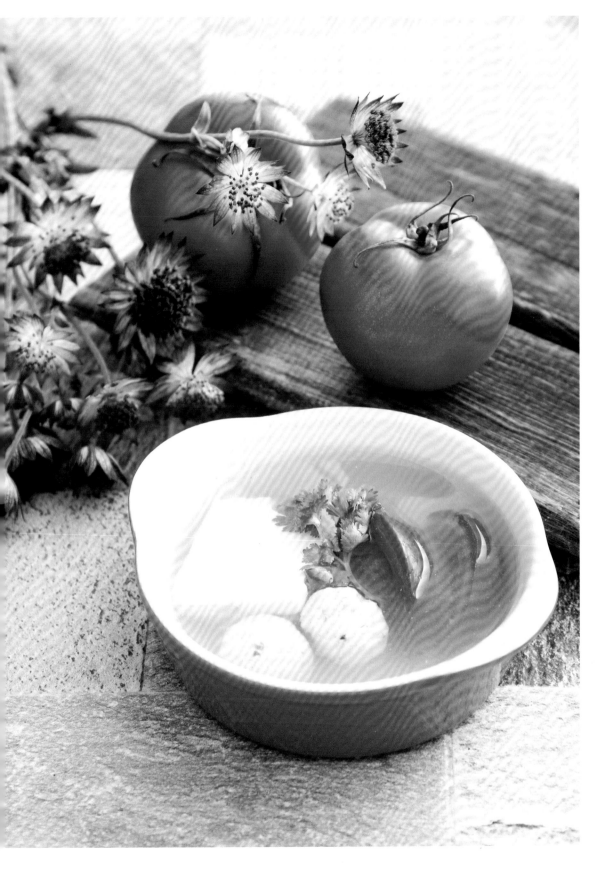

術前好體力，術後好元氣！

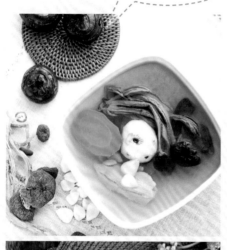

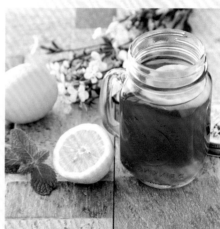

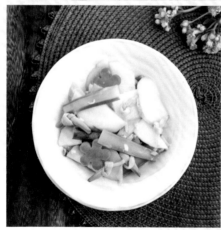

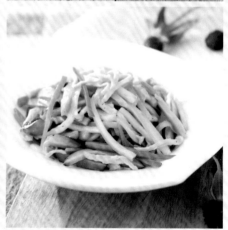